芦少敏

经方医案选

芦少敏　王　黎◎主编

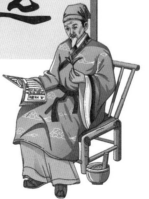

🐝甘肃科学技术出版社
甘肃·兰州

图书在版编目(CIP)数据

芦少敏经方医案选 / 芦少敏,王黎主编.-- 兰州:
甘肃科学技术出版社,2023.12(2025.1重印)
ISBN 978-7-5424-3150-9

Ⅰ.①芦… Ⅱ.①芦…②王… Ⅲ.①经方-汇编②
医案-汇编-中国-现代 Ⅳ.①R289.2②R249.7

中国国家版本馆CIP数据核字(2023)第245370号

芦少敏经方医案选
LU SHAOMIN JINGFANG YIAN XUAN

芦少敏 王 黎 主编

责任编辑 陈学祥
封面设计 天下书装

出 版 甘肃科学技术出版社
社 址 兰州市城关区曹家巷1号 730030
电 话 0931-2131572(编辑部) 0931-8773237(发行部)

发 行 甘肃科学技术出版社 印 刷 三河市嵩川印刷有限公司
开 本 880毫米×1230毫米 1/32 印 张 6.125 插 页 1 字 数 119千
版 次 2023年12月第1版
印 次 2025年1月第2次印刷
印 数 501~2500
书 号 ISBN 978-7-5424-3150-9 定 价 69.00元

编 委 会

内容简介

章太炎谓："中医之胜于西医者，大抵以《伤寒论》为独甚！"《伤寒论》理法方药体系开启了中医辨证论治之先河。千余年来，尊张仲景为医圣，称《伤寒论》为圣典，一代代人前仆后继问道《伤寒论》，是因为其不但有丰富的治病经验，更有科学完整的独特理论体系。欲成明医，仲景之书不可不读；欲治大病，经方方证不可不知。笔者热爱中医经典，反复精研仲景医书，自觉受益颇多。

本书是根据笔者在甘肃省中医院门诊临证时收集的医案，医案包括首诊症状舌象及复诊后的变化，后又在其基础上进行适当补充而成。本书的特点包含了笔者多年来在临床实际应用中探索出的心得体会，从临床实践角度出发，比较详细地阐释了具体条文的辨证使用及通过疗效反馈，来体会六经辨证独特理论体系之奥妙，以求临床上执简驭繁，便于掌握。本书对各级临床医师开拓中医临床思路、提高经方运用能力亦具有一定的启迪作用。

前 言

《伤寒杂病论》(简称为《伤寒论》)为中医四大经典之一,是医圣张仲景面对大疫流行,参悟和发扬了伊尹《汤液经》,"勤求古训,博采众方"而著成的我国第一部具有完整理论体系的个体化治疗方案的医学巨著,是公元二世纪前中国医学成就的总结,它创立了独特的六经辨证理论体系,理法方药完备,理论联系临床,为历代医家所追捧。现常说的经方即《伤寒论》里的方剂。药王孙思邈曾对《伤寒论》中方剂评价"至于仲景,特有神功……行之以来,未有不验"。对于经方,自古有这样的说法,即只要使用得当,就能"效如桴鼓",有"覆杯而愈"的效果。

中医治病,辨证论治为基础。六经辨证是《伤寒论》独特的辨证体系。芦老师非常推崇胡希恕老先生对六经辨证的解读,即六经辨证出自八纲辨证,八纲即指"阴、阳、表、里、寒、热、虚、实"。"阴、阳"为总纲,"表、里"是对病位的反应,"寒、热、虚、实"是对病性的反应。按照六经与八纲辨证相结合的原则,认为太阳病为表阳证,少阴病为表阴证;阳明病为里阳热实证,太阴病为里阴虚寒证;少阳为半表半里之阳证，厥阴为半表半里之阴证。故临床辨证首辨阴阳，再辨病位及寒热虚实，由此确定治疗原则。如病在表，治之以汗；病在半表半里，治之以和；病在里，或下，或消，或温，或补等等，这些辨证和治法在医案里都可以体现出来。通过学习芦老师经典病例，以仲景先圣"病脉并治""观其脉症，随证治之"的诊疗理念，有是证用是方，将疾病、脉诊、病机、经方完美地结合起来，以期读者能够全面了解每个医案的背景、辨证依据和治疗方法，并在临床实践中加以运用。

欲成明医，仲景之书不可不读；欲治大病，经方方证不可不知。传承中医经典，这是当代中医人的使命。芦少敏老师从医30余年来，身体力行，孜孜不倦努力学习中医经典，每日沉浸于为患者解决病痛的临床氛围里，又时时反复精研仲景医书，在临诊时颇有感悟，故汇集60例临床医案，整理成册，即《芦少敏经方医案选》。每个案例都有翔实的记录，包括病历摘录、舌象图片、辨证要点和处方讲解等内容。

本书以经方医案为主线，将芦老师多年的临床实践和心得感悟有机地融入其中。收录的医案涵盖了多种疾病的治疗方案，六经辨证贯穿始终，经方及经方时方合用，重经方而不排斥时方，既有对于常见病的辨证施治，也有对疑难杂症的巧妙应对；既有同病异治，亦有异病同治，具有一定的实用性和学术性，可供临床医生、中医药研究人员和中医学爱好者参考研习。

　　最后，感谢读者对于本书的支持和关注。我们衷心希望本书能够成为您学习中医药经典、提高临床实践水平的参考资料，也期待您能够通过阅读本书，更好地理解和研究芦老师的学术思想，共同努力为中医药的传承和创新做出应有的贡献。

　　因时间比较仓促，编者水平有限，书中难免存在疏漏与不足，恳请各位专家和读者批评指正。

周　澳

2023 年 10 月 10 日于兰州

目　录

一、瘿病

痰气互结证

患者：程某某，女，26岁。

主诉：颈部胀痛不适1周。

现病史：2023年3月8日就诊。2023年2月17日患者行相关化验检查后诊断为"桥本氏甲状腺炎"。患者近期自觉颈部胀痛不适，咽部干痒，有异物感，伴多梦易醒，情绪烦躁易怒，心慌心急，乏力，眼睛痒。舌淡红胖大，苔白腻，脉弦细缓。

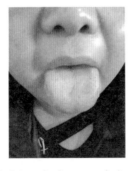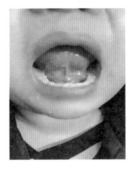

中医诊断：瘿病——痰气互结证。

西医诊断：桥本氏甲状腺炎。

初诊处方：小柴胡汤合半夏厚朴汤加味。

柴胡20g	黄芩10g	半夏15g	炙甘草5g
炒紫苏子15g	茯苓15g	桔梗20g	麦冬15g
五味子6g	蒲公英20g	炒蒺藜10g	红参6g

夏枯草20g

7剂，每日2次，自煎，200ml口服。

一周后二诊：患者诉服药后颈部胀痛较前减轻，时有口干口苦、情绪烦躁，乏力较前明显缓解，多梦症状改善，但睡后易醒，无浮肿，平素手脚冰凉，大便偏稀，小便正常，月经量正常，白带量多。舌淡红，胖大，苔薄白，脉弦细。

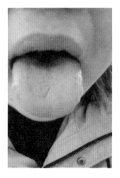 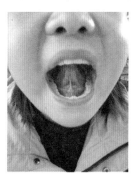

二诊处方：柴胡桂枝干姜汤合当归芍药散加味。

柴胡20g	桂枝15g	干姜10g	黄芩10g
天花粉15g	牡蛎30g	当归15g	炒白芍20g
炒白术15g	茯苓15g	泽泻12g	川芎6g
炙甘草6g	夏枯草20g	大枣10g	生姜10g

7剂，每日2次，自煎，200ml口服。

按语： 桥本氏甲状腺炎为自身免疫病的一种，具有一定的遗传性。甲状腺、淋巴等在中医上均归属于少阳经范围，治疗多以柴胡剂为主，结合患者舌象，故用小柴胡汤以和解少阳，疏肝解郁。《伤寒论》第263条写道："少阳之为病，口苦、咽干，目眩也"；"伤寒五六日中风，往来寒热，胸胁苦满，嘿嘿不欲饮食，心烦喜呕或胸中烦而不呕，或渴……小柴胡汤主之"。方中柴胡、黄芩可和解少阳，理气解郁，疏通气机；党参益气扶正；半夏化痰降气散结，共同调节阴阳平衡，改善患者的免疫功能。《金匮要略·妇人杂病脉证并治二十二·五》中写道："妇人咽中如有炙脔，半夏厚朴汤主之。"《医宗金鉴·订正金匮要略注》："咽中如有炙脔，谓咽中有痰涎，如同炙肉，咯之不出，咽之不下者，即今之梅核气病也。"患者咽部存在异物感，为典型的梅核气，故在小柴胡汤基础上合用半夏厚朴汤，缓解患者咽部异物感症状。患者咽部及眼睛干痒症状突出，加麦冬和蒲公英，清热兼以养阴生津；夏枯草可降低抗体指标，达到标本兼治的效果，故患者服药后症状改善，取得较好临床效果。二诊时针对桥本甲状腺炎治疗。甲状腺疾病多与情志相关，肝主疏泄，少阳为人体气机之枢纽，故治疗时多从少阳论治。《伤寒论》第147条曰："伤寒五六日，已发汗而复下之，胸胁满微结，小便不利，渴而不呕，但头汗出，往来寒热，心烦者，此为未解也，柴胡桂枝干姜汤主之。"本证属半表半里的阴证，邪无出路，郁而化热上炎，故见上热下寒之证。患者睡中易醒，情绪烦躁，为胆热上扰心神，属少阳之病；大便偏稀不成型为脾胃虚寒之证，属太阴之病；白带量多，舌淡胖，考虑血虚水盛之证，故合用当归芍药散以养血调肝，健脾祛湿。当归芍药散始出于《金匮要略》，为血虚水盛的典型方剂，正为妇人孕后腹中疼痛及妇人腹中诸疾痛而设，系肝脾不和，夹有水气所致，以肝藏血，肝为血海，遂其情而畅达，然血生于中气，中者土也，土过燥不能生万物。土过湿亦不能生万物。经云：诸痛属于肝，以肝郁血滞，当以养血、润肝、益脾并举，川芎、当归、白芍养血润肝，白术、茯苓、泽泻补脾渗湿，使脾不为湿困，川芎、当归、白芍和血行滞，使营卫调和、气血通畅，共同体现养血、润肝、运脾法则，重用白芍，不但养血，更重要的是平补柔肝止痛。凡血虚夹湿之证，据证用此方，可有事半功倍之效。

（何玉晶收集整理）

血虚水盛证

患者：马某，女，47岁。

主诉：乏力、入睡困难1月。

现病史：患者自诉1年前无明显诱因出现颈前区憋闷不适，诊断为"甲状腺功能减退症"，长期口服左甲状腺素钠片50μg，每日1次。近1月患者出现乏力、入睡困难，遂来门诊就诊。刻下症见：神情，精神欠佳，乏力、头晕，入睡困难，静坐时烘热，迎风流泪，多汗，口干，胃胀，时有腹部胀痛不适，大便质地偏稀。舌淡胖，苔少，色白稍腻，舌两侧有白色涎沫，脉弦细稍滑。

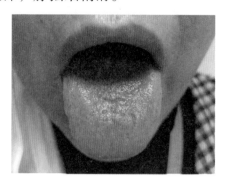

中医诊断：瘿劳——血虚水盛证。

西医诊断：甲状腺功能减退症。

初诊处方：当归芍药散加味。

当归15g	炒白芍20g	川芎6g	茯苓20g
麸炒白术15g	泽泻15g	制远志15g	石菖蒲10g
龙骨30g	牡蛎30g	柏子仁15g	陈皮15g
柴胡20g	香附10g		

7剂，每日2次，自煎，200ml口服。

一周后二诊：患者诉服药后乏力、入睡情况较前好转，无口干，但睡后易醒，胃胀，仍时有腹部胀痛不适，大便质地偏稀。舌淡胖，苔白稍腻，舌两侧有白色涎沫，脉沉细略滑。

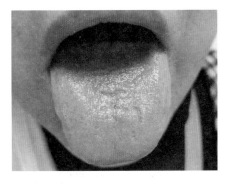

二诊处方：

当归15g	炒白芍20g	川芎6g	茯苓20g
麸炒白术15g	泽泻15g	制远志15g	石菖蒲10g
龙骨30g	牡蛎30g	柏子仁15g	陈皮15g
枳壳10g	桂枝15g		

7剂，每日2次，自煎，200ml口服。

按语：血虚水盛证属里虚寒，六经辨证当属太阴病，但由于津血虚而容易出现虚热，故临证表现常寒热错杂，尤以上热下寒为多见。血虚指的是津血不足，水盛指的是痰饮内盛。本案患者乏力、头晕，此为气血不足之象；津血不足，虚不能濡养心神，则入睡困难；阴津不足则口干、脉细；水饮内盛，可见头晕、胃胀、时有腹部胀痛、大便稀、苔白腻、脉弦或滑；血虚发热，故烘热汗出。诸证合参，本案属于血虚水盛证，治用当归芍药散。本方见于《金匮要略·妇人妊娠病脉证并治第二十·五》："妇人怀娠，腹中疠痛，当归芍药散主之。"《金匮要略·妇人杂病脉证并治第二十二·

十七》："妇人腹中诸疾痛，当归芍药散主之。"曹颖甫在《金匮发微》中指出妇人怀孕时，"周身气血环转较迟，水湿不能随之运化，乃停阻下焦而延及腹部，此即腹中痛所由来。"此种腹痛为拘紧挛缩样疼痛，伴有腹部胀满感。当归芍药散是调理肝脾的代表方，该方既能养肝木、疏肝气，又能补脾土、利水湿。方中重用白芍以养血柔肝止痛，配当归、川芎以和血行气，配白术、茯苓以健脾渗湿，配泽泻以淡渗利水消肿，诸药合用，共奏养血利水之功。《金匮要略·水气病脉证并治第十四·二十》云："经水前断，后病水，名曰血分……先病水，后经水断，名曰水分。"此原文指出了血与水为患的因果病理关系，即血脉瘀阻，水道不通可导致水气停留；或水气停留，气血流通可导致血脉瘀阻。无论是血分还是水分之水气病，均可用当归芍药散治疗。脾虚不能化生气血，血虚不能濡养心神，心神失养故夜不能眠，本方可补血以助眠。临证若肝郁者，加柴胡、香附、郁金；若痰湿内蕴，加远志、石菖蒲一类以芳香开窍。二诊，患者气郁之象减轻，故去柴胡、郁金；加用桂枝以温通经脉，升提阳气；再加陈皮、枳壳，与原方中茯苓、白术等药，构成外台茯苓饮，取其健胃利饮、行气降逆之意。本方方证出自《金匮要略·痰饮咳嗽病脉证并治第十二》附方："《外台》茯苓饮：治心胸中有停痰宿水，自吐出水后，心胸间虚，气满，不能食，消痰气，令能食。"可用于治疗中焦水饮阻滞所致之心下痞（胃胀、腹胀）、纳差等，故合用之。半月后随访，患者诸证消除、无所苦，嘱继服归脾丸2周，以养血安神。

（任若冰收集整理）

瘀热互结证

患者：何某某，女，57岁。

主诉：咽部异物感1月余。

现病史：患者既往甲状腺结节病史1年余，现自觉咽部异物感明显，夜间入睡困难，多梦易醒，伴颈部僵硬不适，口干口苦，胸胁满闷，情绪烦躁，大便干燥，2~3d 1次，小便色黄。舌质紫暗，苔黄腻，脉弦数有力。

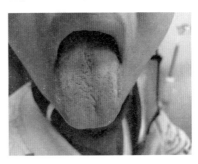

中医诊断：瘿肿——瘀热互结证。

西医诊断：甲状腺结节。

初诊处方：大柴胡汤合桂枝茯苓丸加味。

| 柴胡25g | 枳实15g | 半夏15g | 黄芩10g |

炙甘草10g	大黄3g	桂枝15g	茯苓20g
桃仁12g	赤芍20g	牡丹皮15g	生姜10g
大枣10g	牡蛎30g	乌梅20g	僵蚕12g
竹茹30g	陈皮30g		

7剂，每日2次，自煎，200ml口服。

一周后二诊：患者诉颈项部僵硬不适、咽部异物感较前减轻，夜间睡眠改善，口干口苦缓解，大便干结较前缓解，每日1次，小便色清。舌质紫暗较前减轻，舌苔淡黄，脉滑数。调整中药处方：原方基础上将柴胡减量为20g，去陈皮、竹茹，加威灵仙、葛根。

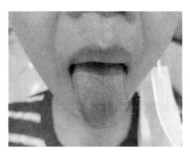

二诊处方：

柴胡20g	枳实15g	半夏15g	黄芩10g
炙甘草10g	大黄3g	桂枝15g	茯苓20g
桃仁12g	赤芍20g	牡丹皮15g	生姜10g
大枣10g	牡蛎30g	乌梅20g	僵蚕12g
威灵仙20g	葛根45g		

7剂，每日2次，自煎，200ml口服。

2月后随访：患者诉服药后咽部无明显不适，无口干口苦，舌质紫暗程度较前改善，嘱患者坚持服用中成药桂枝茯苓丸3~4周，以调补善后，促进体内瘀血排出，辅助调理甲状腺结节，定期复查甲状腺彩超，观察结节有无变化。

按语：患者有甲状腺结节病史，现咽部异物感明显，伴口干口苦，大便干燥、小便色黄，舌质紫暗，证属瘀热互结，六经辨证为少阳阳明合病，为邪气阻滞少阳阳明经脉，少阳枢机不利，气机阻滞，循环不通所致。胸胁满闷、情绪烦躁、口苦，表明病变部位仍未离少阳；郁郁微烦，则较小柴胡汤证之心烦喜呕为重，再与大便干结、小便色黄、舌苔黄腻、脉弦数有力等合参，说明病邪已进入阳明，故治疗上应和解少阳、清泻阳明里热。患者舌质紫暗，考虑体内瘀血较重，故合用桂枝茯苓丸以活血化瘀。《金匮要略·妇人妊娠病脉证并治第二十·二》："妇人宿有癥病，经断未及三月，而得漏下不止……当下其癥，桂枝茯苓丸主之。"桂枝茯苓丸在临床中的运用并不局限在妇科疾病，临床上只要辨证到位，均可加减应用。人体气机阻滞，循环不通，痰湿瘀毒易停聚于体内，出现各种临床病症，因此用方时需以疏通气机为主，在此基础上兼以活血化瘀或祛湿化痰等治法。二诊时患者舌苔厚腻减轻，故去陈皮、竹茹，颈项部僵硬不适，加葛根升提津液、舒筋活络，威灵仙疏通经络，两药合用以缓解颈部僵硬不适。后期调理善后继续予以桂枝茯苓丸，促进体内瘀血排出，疏通人体气机。

（何玉晶收集整理）

痰瘀互结证

患者：李某，女，32岁。

主诉：发现颈部肿物1月。

现病史：患者诉1月前无明显诱因出现颈部胀痛不适，为求进一步治疗，前来我科就诊。刻下症见：神志清，精神可，可触及颈部肿块，无明显按压痛，怕热多汗，情绪烦躁易怒。口干口渴，疲乏无力，夜寐欠安，多梦，小便调，大便偏稀。舌红，苔黄腻，舌下有瘀点，脉弦滑略涩。

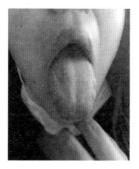

辅助检查：行甲状腺彩超示：甲状腺双侧见多发囊性肿块，界限清楚，形状规整，左侧甲状腺中有大小为6mm×2mm×3mm的低回声结节，较大者位于右侧靠峡部16mm×8mm×5mm低回声结节，余腺体未发现异常，血流信号无明显异常。甲状腺周围及颈部均未见肿大淋巴结。

中医诊断：瘿肿——痰瘀互结证。

西医诊断：甲状腺结节。

初诊处方：四逆散合消瘰丸合柴胡桂枝干姜汤加味。

柴胡20g	枳壳15g	炙甘草10g	赤芍20g
玄参15g	牡蛎40g	浙贝母20g	炒王不留行15g
夏枯草15g	皂角刺15g	党参20g	黄芪30g
桂枝10g	天花粉20g	干姜4g	

15剂，每日2次，自煎，200ml口服。

二诊：患者颈前胀痛不适明显好转，口干口渴减轻，大便稀，仍感乏力。舌淡红，苔薄白，脉弦滑略涩。

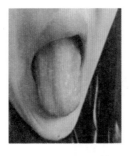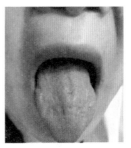

于原方基础上调整用药，具体处方如下：

柴胡20g	枳壳15g	炙甘草10g	赤芍20g
玄参15g	牡蛎40g	浙贝母20g	炒王不留行15g
夏枯草15g	皂角刺15g	党参20g	黄芪30g
桂枝10g	干姜7g	仙鹤草30g	

15剂，每日2次，自煎，200ml口服。

随访3月，患者诉诸症状好转，甲状腺结节缩小。甲状腺彩超检查结果为：甲状腺双侧见多发囊性肿块，界限清楚，形状规整，左侧甲状腺中有大小为4mm×2mm×3mm的低回声结节，较大者位于右侧靠峡部 10mm×6mm×3mm 的低回声结节，余腺体未发现异常，血流信号无明显异常。甲状腺周围及颈部均未见肿大淋巴结。

按语：《伤寒论》第 318 条："少阴病，四逆，其人或咳或悸或小便不利或腹中痛或泻利下重者，四逆散主之。"四逆散具有透邪解郁、疏肝理脾之功效。消瘰丸出自《医学心悟》，具有清退虚热、软坚散结的作用，常用于治疗痰浊凝滞所致的痰核瘰疬。《伤寒论》第 147 条："伤寒五六日，已发汗而复下之，胸胁满微结，小便不利，渴而不呕，但头汗出，往来寒热，心烦者，此为未解也。柴胡桂枝干姜汤主之。"本方和解少阳兼治脾寒，凡见胆热脾寒之口干口苦、大便稀等症，用此方效如桴鼓。中医认为甲状腺结节主要是由于情志内伤、饮食及水土失宜、自身体质等原因所引起。患者肝气瘀滞，阳气瘀滞于内，阳邪下陷入阴中，则泄利下重。肝木克脾土，故见情绪烦躁易怒、大便偏稀。肝郁日久化火，脾虚无以运化水液，炼液生痰。肝火扰心，见失眠多梦。气为血之帅，气行血行，气滞则血瘀，见舌下瘀斑瘀点。痰气瘀互结则生痰核瘰疬，见甲状腺结节。治宜疏肝理脾、软坚散结，方选四逆散合消瘰丸；患者肝郁，兼见口干口渴、大便稀，属典型的胆热脾寒之证，合柴胡桂枝干姜汤。舌下瘀斑瘀点，加王不留行以活血，加皂角刺以行气化痰解毒。患者疲乏无力，加党参、黄芪以健脾益气，顾护后天之本。二诊时，患者口干口渴明显减轻，去生津止渴之天花粉；大便偏稀，增加干姜用量；仍感疲乏无力，加入仙鹤草以补虚。随访3月，患者诸症状改善，甲状腺结节明显缩小。

（朱玉梅收集整理）

痰气互结证

患者：何某，女，57岁。

主诉：发现甲状腺结节1年余。

现病史：患者诉1年前发现甲状腺结节，现咽部异物感，咳之不出，咽之不下。为求进一步治疗，遂来我科就诊。刻下症见：神清，精神欠佳，咽部异物感，咳不出，咽不下。伴情绪烦躁易怒，胸胁胀痛，轻微口干口苦，入睡困难，多梦易醒，颈椎部僵硬疼痛，大便干。舌红有裂纹，苔白水滑、根部黄腻，脉弦滑。

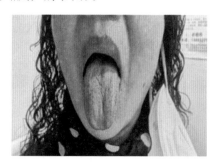

辅助检查：甲状腺彩超检查显示：甲状腺右侧见囊性肿

块，界限清楚，形状规整，甲状腺右侧靠峡部有一9mm×
4mm×3mm低回声结节，余腺体未发现异常，血流信号无明
显异常。甲状腺周围及颈部均未探及肿大淋巴结。

中医诊断：瘿肿——痰气互结证。

西医诊断：甲状腺结节。

初诊处方：小柴胡汤合半夏厚朴汤加味。

柴胡20g	党参10g	姜半夏15g	黄芩10g
炙甘草6g	厚朴20g	茯苓15g	生姜12g
炒紫苏子15g	大枣10g	百合30g	柏子仁15g
葛根45g			

14剂，每日2次，自煎，200ml口服。

二诊：患者症状均有所改善，颈椎部僵硬疼痛明显好
转，睡眠仍欠佳。故在原方基础上调整用药，具体处方如
下：

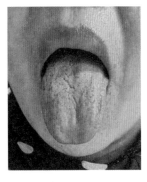

柴胡20g	党参10g	姜半夏15g	黄芩10g
炙甘草6g	厚朴20g	茯苓15g	生姜12g

炒紫苏子15g　　大枣10g　　　百合30g　　　柏子仁15g

煅磁石15g

14剂，每日2次，自煎，200ml口服。

随访2月，患者诉诸症状改善，再无复发，嘱患者定期复查甲状腺彩超，观察其有无变化。

按语：少阳之为病，口苦，咽干，目眩也。《伤寒论》第96条："伤寒五六日，中风，往来寒热，胸胁苦满，嘿嘿不欲饮食，心烦喜呕，或胸中烦而不呕，或渴，或腹中痛，或胁下痞硬，或心下悸、小便不利，或不渴、身有微热，或咳者，小柴胡汤主之。"《伤寒论》第96条："伤寒四五日，身热、恶风、颈项强、胁下满、手足温而渴者，小柴胡汤主之。"《伤寒论》第101条："伤寒中风，有柴胡证，但见一证便是，不必悉具。凡柴胡汤病证而下之，若柴胡证不罢者，复与柴胡汤，必蒸蒸而振，却复发热汗出而解。"小柴胡汤证为正虚邪入，邪犯少阳所致，其具有和解少阳之功。《金匮要略·妇人杂病脉证并治第二十二·五》曰："妇人咽中如有炙脔，半夏厚朴汤主之。"所谓"炙脔"，是指堵塞咽喉中的痰涎，吞吐皆不可，古人称之为"梅核气"。半夏厚朴汤行气散结，降逆化痰，主治梅核气。《仁斋直指方》指出："梅核气者，窒碍于咽喉之间，咯之不出，咽之不下，如梅核之状是也。始因惠怒太过，积热蕴隆。乃成厉痰郁结，致有斯疾耳。"《医宗金鉴》指出："梅核气，盖因内伤七情，外伤寒冷所致"。足少阳经脉起于目锐眦，循胸胁，邪在少阳，经气不利，则见情绪烦躁，胸胁胀满疼痛，若化热上炎，则见口苦，咽干。肝郁日久，气机不畅，影响津液运行，则痰凝水停，自觉咽中如有异物，咯之不出，吞之不下。辨为痰气互结证，治宜疏肝理气、消痰散结，方选小柴胡汤合半夏厚朴汤加味。患者肝郁日久，化火扰心，见失眠多梦，加百合、柏子仁以清心安神；颈项部疼痛僵硬，加葛根以解肌。二诊时颈项部疼痛僵硬好转，去葛根；睡眠差，加煅磁石以重镇安神。后随访2月，患者诉诸症状改善，再无复发。

（朱玉梅收集整理）

邪犯少阳证

患者：王某某，女，59岁。

主诉：颈部胀痛不适2月余。

现病史：患者自诉2月前无明显诱因出现颈部胀痛不适，伴有多汗，烦躁易怒，甲状腺彩超提示甲状腺结节9mm。刻下症见：口干口苦，心慌心急，头晕，手抖，心情紧张，胸闷，食纳一般，夜寐安，小便调，大便不成形。舌质淡嫩，脉沉细。

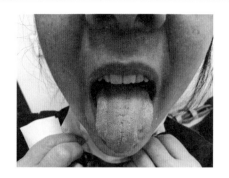

中医诊断：瘿肿——邪犯少阳证。

西医诊断：1.甲状腺结节；2.植物功能神经紊乱。

初诊处方：柴胡桂枝干姜汤加味。

柴胡20g	黄芩12g	炙甘草10g	桂枝15g
天花粉20g	茯苓15g	牡蛎30g	僵蚕15g
乌梅20g	威灵仙20g	皂角刺15g	干姜4g
炒王不留行20g	夏枯草15g		

7剂，每日2次，自煎，200ml口服。

一周后二诊：患者自诉口干口苦好转，乏力好转，少痰，出现眩晕、恶心。原方不变，加用吴茱萸、乌梅、炒麦芽，化痰散结。

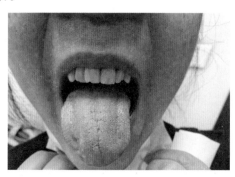

二诊处方：

柴胡20g	黄芩12g	炙甘草10g	桂枝15g
天花粉20g	茯苓15g	牡蛎30g	僵蚕15g
乌梅20g	威灵仙20g	皂角刺15g	干姜4g
炒王不留行20g	夏枯草15g	吴茱萸8g	乌梅20g
炒麦芽20g			

7剂，每日2次，自煎，200ml口服。

按语： 患者头晕、心慌、手抖、心情紧张、胸闷，这是典型的少阳枢机不利的表现，是肝气郁结的症候。《伤寒论》第147条曰："伤寒五六日，已发汗而复下之，胸胁满微结，小便不利，渴而不呕，但头汗出，往来寒热，心烦者，此为未解也。柴胡桂枝干姜汤主之。"故用柴胡桂枝干姜汤加味，且患者有甲状腺结节，故配以王不留行、皂角刺、夏枯草，散结消肿。患者舌淡嫩，属虚寒。《伤寒论》第243条曰："食谷欲呕，属阳明也，吴茱萸汤主之。""干呕，吐涎沫，头痛者，吴茱萸汤主之。"《金镜内台方议》："干呕，吐涎沫，头痛，厥阴之寒气上攻也。吐利，手足逆冷者，寒气内盛也；烦躁欲死者，阳气内争也。患者食谷欲呕者，胃寒不受也。此以三者之症，共用此方者，以吴茱萸能下三阴之逆气为君；生姜能散气为臣；人参、大枣之甘缓，能和调诸气者也，故用之为佐使；以安其中也。"吴茱萸汤治疗肝胃虚寒，欲呕之象，吴茱萸性辛，乌梅性酸甘，麦芽性甘平，患者出现眩晕、恶心，是肝胃不和之象，《黄帝内经》曰：

"肝苦急，急食甘以缓之"；"肝欲散，急食辛以散之，用辛补之，酸泻之"。故三药合用疏肝健脾，和胃消食。两月后随访，患者上述症状未再复发。

（周澳收集整理）

二、水肿

肺脾两虚证

患者：陶某某，男，64岁。

主诉：全身水肿伴双上肢麻木3月。

现病史：患者自诉3月前无明显诱因出现全身水肿，晨起以眼睑及颜面部水肿明显，伴恶风、双上肢麻木，时有乏力、心悸、口干，无明显口苦，小便不利，大便正常。舌淡红，苔薄白，脉沉弱无力。

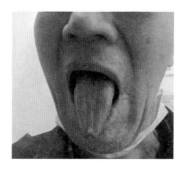

中医诊断：水肿——肺脾两虚证。

西医诊断：水肿。

初诊处方：防己茯苓汤合生脉散合越婢加术汤加味。

防己15g	茯苓30g	黄芪30g	桂枝15g
炙甘草6g	麻黄8g	石膏20g	党参10g
麦冬15g	五味子6g	白术15g	枳实10g

5剂，每日2次，自煎，200ml口服。

一周后二诊：患者自诉四肢水肿较前缓解，晨起颜面部浮肿消失，双上肢仍麻木不适，伴口干、乏力、嗜睡，小便不利，大便正常。舌淡红，脉沉细无力。

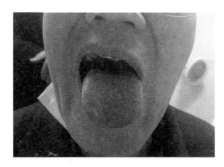

二诊处方：防己茯苓汤合生脉散合麻黄附子细辛汤加味。

防己15g	茯苓30g	黄芪30g	桂枝15g
炙甘草6g	麻黄8g	石膏20g	党参10g
麦冬15g	五味子6g	苍术10g	枳实10g
淡附片8g	细辛5g		

7剂，每日2次，自煎，200ml口服。

按语：《金匮要略·水气病脉证并治第十四·二十四》中曰："皮水为病，四肢肿，水气在皮肤中，四肢聂聂动者，防己茯苓汤主之。"《金匮要略·水气病脉证并治第十四·五》曰："里水者，一身面目黄肿，其脉沉，小便不利，故令病水。假如小便自利，此亡津液，故令渴也。越婢加术汤主之"；"里水，越婢加术汤主之，甘草麻黄汤亦主之"。《金匮要略》对水肿的治疗，提出了"诸有水者，腰以下肿，当利小便；腰以上肿，当发汗乃愈"的治疗原则。《景岳全书》中指出："凡水肿等病证，乃肺、脾、肾三脏相干之病。盖水为至阴，故其本在肾；水化于气，故其标在肺；水唯畏土，故其制在脾。"本案治疗时选用防己茯苓汤益气健脾，温阳利水；越婢加术汤以宣肺行水，健脾化湿，兼以治里水，体现了发汗与利水两种治法合二为一的特点。方中麻黄宣肺解表，体现提壶揭盖之效，进而起到通调水道、利小便的作用；生姜散寒水，使胃能"游益精气，上输于脾"；白术转输脾精，使"脾能散精，上归于肺"，从而使水液外出于皮毛，下输于肾，气停则水停，故加用枳实构成枳术汤，以增强其健脾燥湿、行气利水的作用。合用生脉散以益气生津，缓解患者乏力、口干症状。二诊，患者水肿症状较前明显缓解，但表现出明显的乏力、嗜睡，舌淡，脉沉细无力，为一派少阴病证，《伤寒论》第218条曰："少阴之为病，脉微细，但欲寐也"；"少阴病，始得之，反发热，脉沉者，麻黄附子细辛汤主之"。故合用其以助阳散寒。将初诊处方中白术易苍术，以加强祛湿之力，进一步改善其四肢水肿症状。

（何玉晶收集整理）

脾肾阳虚证

患者：王某某，女，50岁。

主诉：全身水肿1月。

现病史：患者自诉1月前无明显诱因出现全身水肿，腰以下水肿明显，伴腰部酸冷疼痛、乏力，入睡困难，多梦易醒，小便不利，大便偏稀。舌淡红，苔薄白水滑，脉沉迟缓。

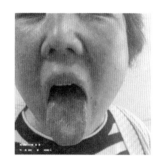

中医诊断：水肿——脾肾阳虚证。

西医诊断：水肿。

初诊处方：肾气丸合五苓散加味。

熟地30g	山药20g	山萸肉20g	茯苓30g
丹皮15g	泽泻15g	淡附片10g	桂枝15g
猪苓15g	白术20g		

7剂，每日2次，自煎，200ml口服。

一周后二诊：患者诉全身水肿症状较前明显好转，腰部酸冷不适较前减轻，睡眠好转，伴口渴，小便不利，色黄，偶有多梦易醒。舌红，有裂纹，苔水滑，脉沉细数。原方基础上加淡竹叶15g。

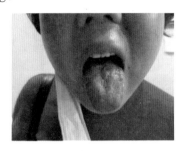

二诊处方：

熟地30g	山药20g	山萸肉20g	茯苓30g
丹皮15g	泽泻15g	淡附片10g	桂枝15g
猪苓15g	白术20g	淡竹叶15g	

7剂，每日2次，自煎，200ml口服。

2月后随访：患者全身无明显水肿，腰部时有冷痛不适，小便正常。建议患者口服中成药金匮肾气丸调补善后，坚持服药2~3周，进一步改善症状。

按语： 肾气丸出自张仲景的《金匮要略》，是为肾阳不足之证而设，"益火之源，以消阴翳"，辅以利水渗湿。"虚劳腰痛，少腹拘急，小便不利，八味肾气丸主之。"《金匮要略·水气病脉证并治第十四·十八》记载"诸有水者，腰以下肿，当利小便，腰以上肿，当发汗乃愈"。本案中患者以腰以下水肿明显，并伴有腰部酸冷疼痛，故用肾气丸以温补肾阳，辅助以利水渗湿。方中附子大辛大热，温阳补火；桂枝辛甘而温，温通阳气，二药相合，补肾阳，助气化。肾为水火之脏，内含真阴真阳，阳气无阴则不化，"善补阳者，必于阴中求阳，则阳得阴助，而生化无穷"，故重用干地黄滋阴补肾生精，配伍山茱萸、山药补肝养脾益精，阴生则阳长，方中补阳药少而滋阴药多，可见其立方之旨，并非峻补元阳，乃在于微微生火，鼓舞肾气，即取"少火生气"之义。泽泻、茯苓利水渗湿，配桂枝又善温化痰饮；丹皮活血散瘀，伍桂枝则可调血分之滞，此三味寓泻于补，使邪去而补药得力，并制约滋阴药碍湿。诸药合用，助阳之弱以化水，滋阴之虚以生气，使肾阳振奋，气化复常，则诸症自除。《素问·灵兰秘典论》谓："膀胱者，州都之官，津液藏焉，气化则能出矣。"《伤寒论》第156条曰："本以下之，故心下痞，与泻心汤。痞不解，其人渴而口燥烦，小便不利者，五苓散主之。"患者小便不利多是由于膀胱气化不利，排除废水功能失常，故用五苓散化气利水，治疗太阳膀胱蓄水证，方中茯苓配桂枝以通阳化气利水，白术健脾，使水精得以输布，配茯苓更好地起到健脾利水的作用。二诊患者仍小便不利，且小便色黄，为湿热郁结膀胱，致膀胱气化不利，水液代谢不畅，下焦湿热尤甚，故在原方基础上加淡竹叶以清下焦湿热，兼以除烦止渴，利尿。

（何玉晶收集整理）

肝郁脾虚证

患者：蔡某某，女，43岁。

主诉：双下肢水肿7d余。

现病史：患者因不明原因双下肢水肿7d来诊，既往无其他病史，门诊查甲状腺功能全项、肾功能等未见异常。刻下症见：面色萎黄，精神尚可，体态正常。双下肢水肿，水肿不盛，足跗较显，按之凹陷，夜间加重，左侧胸腹憋胀不舒，两侧乳房胀痛，下肢困痛（月经前期疼痛明显），月经推迟半月，倦怠乏力，情绪不佳，胃纳欠佳，口苦，口干不欲饮。夜寐欠佳，入睡困难，小便不利，大便二三日一行。舌尖微红，舌中有裂纹，苔薄黄，脉象沉弦。

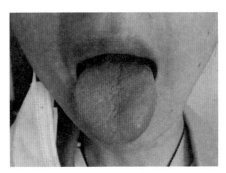

中医诊断：水肿——肝郁脾虚证。

西医诊断：水肿。

初诊处方：小柴胡汤合当归芍药散加味。

柴胡20g　　　党参10g　　　半夏15g　　　黄芩10g

炙甘草10g	当归15g	炒白芍30g	川芎10g
炒白术15g	茯苓20g	泽泻15g	山慈姑6g
香附15g	百合30g	川牛膝15g	生姜10g

大枣10g

7剂，每日2次，自煎，200ml口服。

一周后二诊：服药后月经来潮，月经量正常，水肿消退，胸腹憋胀减轻，口干缓解，情绪较前好转，下肢酸困，小便黄，大便仍干，二三日一行。拟四妙丸加味善后。

二诊处方：四妙丸加味。

| 苍术15g | 黄柏6g | 薏苡仁30g | 牛膝15g |
| 炙甘草10g | 石斛15g | 大黄4g | |

7剂，每日2次，自煎，200ml口服。

按语：《伤寒论》第230条曰："阳明病，胁下硬满。不大便而呕，舌上白苔者，可与小柴胡汤。"《素问·灵兰秘典论》云："三焦者，决渎之官，水道出焉。"《难经·三十一难》云："三焦者，水谷之道路。气之所终始也。"诸凡呕吐不食，下利便秘，二便不调者，皆系三焦失调。故调和气机、通利三焦，则水肿自消。仲景用小柴胡汤时言"上焦得通，津液得下"，即小柴胡汤既可宣通上焦，又可下输津液，即有治疗水肿之功；合当归芍药散，以柔肝健脾、活血利水，血水并治、去菀陈莝，以消水肿。加用山慈姑以化痰散结，香附疏肝解郁、调经止痛、理气宽中，牛膝逐瘀通经，三药合用以改善胸腹憋闷、乳房胀痛兼以调理月经。百合宁心安神辅助改善睡眠。全方辛开苦降，补泻兼施，气血水并治，通利二阴，以利小便为主，治疗效果满意。二诊患者下肢仍酸困，大便偏干、小便色黄，考虑湿邪愈久化热，湿热之邪下注肌肉关节，使经脉气血不能流通，所以出现下肢酸困乏力，故用四妙丸以清热利湿，加用石斛以强壮筋骨兼以滋阴清热，大黄给湿热之邪以出路，使邪气通过大便排出。2月后随访患者，上述症状未再复发。

（张宁收集整理）

少阴阳虚水泛证

患者：蔺某某，女，39岁。

主诉：全身水肿1周。

现病史：患者1周前因受风寒出现全身水肿，门诊查心肾功能未见异常。刻下症见：面色萎黄，形体消瘦，精神疲乏，体态正常。全身水肿，以头面部（眼睑为主）、四肢肿甚，按之无凹陷，手足冰凉，手掌色微黄，全身骨节酸困，偶有自汗出，汗退身凉，腹胀，食纳减少，喜卧，易乏力，口干不明显，夜寐欠佳，夜尿频多，3~4次/晚。苔薄白腻，中有裂纹，边有齿痕，脉浮细。

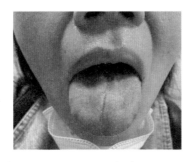

中医诊断：水肿——少阴阳虚水泛证。

西医诊断：水肿。

初诊处方：麻黄附子细辛汤合真武汤加味。

| 麻黄7g | 淡附片10g | 细辛6g | 茯苓30g |
| 白术20g | 白芍30g | 生姜20g | |

7剂，每日2次，自煎，200ml口服。

一周后二诊：水肿明显减轻，眼睑水肿消失，偶有四肢水肿，劳累后明显，四肢渐温，腹部胀满减轻，夜尿减少，1~2次/晚，饮食增加，守方治疗。

二诊处方：

麻黄7g	淡附片8g	细辛6g	茯苓20g
白术15g	白芍20g	生姜20g	党参15g
炙甘草15g			

7剂，每日2次，自煎，200ml口服。

按语：《伤寒论》第301条："少阴病，始得之，反发热，脉沉者，麻黄细辛附子汤主之。"《伤寒论》第82条："太阳病发汗，汗出不解，其人仍发热，心下悸，头眩，身眴动，振振欲擗地者，真武汤主之。"本例水肿证，患者精神疲倦，四肢冰凉，脉沉细，符合少阴病"脉细微，但欲寐"特点，属于肾阳不足，阳气不能上达、外达所致；阳不化水，寒湿之邪流注下肢，出现双下肢浮肿，符合真武汤"四肢沉重疼痛"特点；盖因患者外感风寒，且素体阳气不足，寒水之邪入少阴，故用麻黄附子细辛汤，以振奋阳气，可助驱居于少阴之邪外出。二诊加党参、炙甘草有四君子汤之意，起到健脾利水的作用，且合用真武汤，使得阳气通达之后，达到利水消肿的目的。真武汤适应证为阳虚水泛，阳虚根源在肾，涉及心与脾；而水泛之标在三焦，如肺之咳嗽、胃之泛呕、膀胱之尿潴留与大肠之水泻等。临床所见常虚实夹杂，故所治亦应权衡虚实，以真武汤为治之本；故其余诸症也随之而愈。1月后随访，患者上述症状未再复发，嘱其服用金匮肾气丸善后。

（张宁收集整理）

三、咳嗽

伤寒少阳证

患者：马某，女，54岁。

主诉：咽痒干咳2年。

现病史：患者自诉甲状腺全切术后2年，现咽痒，刻下症见：情绪烦躁，口干，大便正常。舌质淡嫩，苔白腻，舌尖略红，边有裂纹，脉弦略濡。

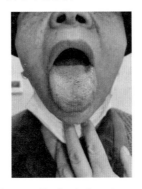

中医诊断：咳嗽——伤寒少阳证。

西医诊断：咳嗽。

初诊处方：小柴胡汤加味。

柴胡25g	半夏15g	党参15g	黄芩10g
炙甘草6g	麦冬40g	五味子10g	生姜10g
大枣10g			

一周后二诊：患者自诉口干咽痒好转，睡眠一般，原方加百合30g、磁石20g，7剂，服药方法同前。

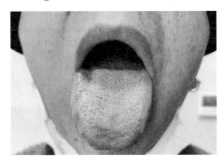

二诊处方：

柴胡25g	半夏15g	党参15g	黄芩10g
炙甘草6g	麦冬40g	五味子10g	生姜10g
大枣10g	百合30g	磁石20g	

7剂，每日2次，自煎，200ml口服。

按语：《伤寒论》第263条曰："少阳之为病，口苦，咽干，目眩也。"少阳病为半表半里的阳证，病邪反应的病位在人体的中上部：如上焦孔窍之间、胸腹腔隙间、胸胁部位，这些部位大都属于半表半里，病邪如阻在这些部位，气机枢转不利，邪气在此郁结，而出现诸多少阳证候。"少阳之为病，口苦，咽干，目眩也。"病邪是阻于上中焦之间，三焦枢机不利，气机不畅，郁火上炎就会出现口苦；少阳之热郁阻于上焦孔窍即咽喉部位，灼伤津液，气机不利，无法畅达生津和升提津液，滋润咽喉，从而出现咽干口燥；上焦孔窍是气机表里出入的重要通道，是人体与外界沟通最敏感最常见的部位，邪犯少阳，气机不利，枢纽不同，人体的上焦孔窍症状最为突出。"口苦，咽干，目眩"能基本反映少阳病病位、病性的特点，也是辨少阳病的关键点。本例患者其少阳证表现以口干、咽痒为主。此病机为少阳津气失调，郁火上冲，木火刑金。小柴胡汤中柴胡能够舒达少阳之气，黄芩清泻肝胆之火，二药恢复气火失调，为方中主药。柴胡、黄芩、半夏三药调理气、火、津液，具体说来，柴胡舒达少阳阳郁之气，黄芩能清泻肝胆而专清郁热，半夏燥湿运脾，调理津液运行；生姜、大枣、党参为补虚药，固护脾胃，补中焦，中焦正常则津液得运；加用五味子养肺阴，收敛肺气；且患者舌尖略红，考虑津伤，故加用麦冬滋养阴液。2月后随访，患者上述症状未再复发。

（周澳收集整理）

四、汗证

少阳郁热证

患者，康某某，女，68岁。

主诉：身热多汗1月余。

现病史：患者自诉身热多汗1月余，以头颈部汗出较多，情绪烦躁易怒，偶有心慌心急，乏力，口干口苦，近1周自觉汗出较前明显增加，活动后尤甚，汗后无明显怕风，夜寐欠佳，二便调。舌质偏红，苔薄白，脉弦细。

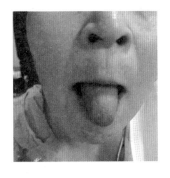

中医诊断：自汗——少阳郁热证。

西医诊断：多汗症。

初诊处方：小柴胡汤合桂枝甘草汤加味

柴胡30g	半夏15g	黄芩7g	炙甘草10g
人参6g	桂枝15g	龙骨30g	牡蛎30g
茯苓20g	磁石15g	石膏30g	浮小麦120g
地骨皮15g

7剂，每日2次，自煎，200ml口服。

一周后二诊：患者诉身热汗出较前无明显改善，活动后仍汗出较多，情绪改善，伴口干口苦，小便色黄，大便正常。舌红，苔黄少，脉细数。

二诊处方：竹叶石膏汤合白虎汤加味。

| 淡竹叶20g | 炙甘草15g | 人参12g | 半夏15g |
| 麦冬30g | 吴茱萸10g | 石膏80g | 干姜10g |
| 知母20g |

7剂，每日2次，自煎，200ml口服。

后患者因其他不适就诊时诉身热、汗出症状较前明显改善，服药后大便成形。

按语：《伤寒论》云："阳明病，身热汗自出，不恶寒反恶热也"；"少阳之为病，口苦，咽干，目眩也"。患者身热汗出、口干口苦，辨证为少阳病兼阳明经热，故予以小柴胡汤和解少阳，加石膏以清泻阳明经热。《伤寒论》第64条云："发汗过多，其人叉手自冒心，心下悸，欲得按者，桂枝甘草汤主之。"《素问·宣明五气》说："五脏化液，心为汗。"《黄帝内经素问集注》说："心主血，汗乃血之液也。"汗出较多，损伤心阳，心阳虚损，心神浮越，则心慌心急，故用桂枝甘草汤温通心阳，配伍龙骨、牡蛎收涩固脱止汗，浮小麦除热止汗，地骨皮清虚热，茯苓宁心安神，磁石重镇安神。二诊患者诉身热汗出无明显改善，考虑病在阳明，阳明热盛，热邪上蒸于头面，逼迫津液外泄所致，故用白虎汤清泻阳明里热兼以止汗。《伤寒论》第397条曰："伤寒解后，虚羸少气，气逆欲吐，竹叶石膏汤主之。"热病后期，高热虽除，但余热留恋气分，故见低热且汗出不解，阴液亏损则见口干，舌红、苔少、脉细数是虚热之象，故用竹叶石膏汤清热生津，兼以益气养阴；方中党参、麦冬益气养阴，淡竹叶清热除烦；加干姜、吴茱萸防寒凉之药损伤脾胃，兼以助阳止泻。寒热平调，故取得显著疗效。

（何玉晶收集整理）

少阳阳明夹瘀证

患者：史某某，女，60岁。

主诉：自汗伴发热、气短、乏力3年。

现病史：患者因自汗伴发热、气短、乏力3年前来就诊。刻下症见：患者体型肥胖，手持风扇、毛巾，面色潮红，汗出过多，如雨下，无色、无特殊气味，尤以上半身及头为甚，汗后觉背冷腹热，下肢基本无汗，白天、夜晚皆汗出如洗，并自觉发热（喜冷怕热），疲乏无力，双下肢麻木、酸困，时有头晕、心慌、胸闷、烦躁，有黏痰，不咳嗽，口不知味，食欲较差，大便正常，夜寐差，睡后易醒、易打鼾，精神稍差。舌暗，苔黄厚腻，脉弦滑有力。

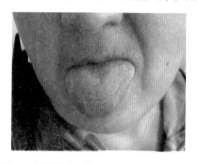

既往史：既往有糖尿病史。

中医诊断：自汗——少阳阳明合病夹瘀证。

西医诊断：多汗症。

初诊处方：大柴胡汤合桂枝茯苓丸合栀子豉汤加味。

柴胡30g	枳实12g	半夏15g	黄芩10g
大黄3g	桂枝15g	茯苓30g	桃仁30g
赤芍20g	牡丹皮15g	石膏45g	干姜15g
炙甘草10g	栀子15g	淡豆豉15g	

7剂，每日2次，自煎，200ml口服。

一周后二诊：患者自诉服药后出汗、发热明显缓解，入睡后基本无汗，白天头部微汗，有疲乏感，双下肢无力、酸困，睡眠仍差。现阶段宜滋阴益气兼安神，故予参芪地黄合青蒿鳖甲汤。

二诊处方：参芪地黄汤合青蒿鳖甲汤加味。

熟地黄30g	山药20g	山萸肉20g	茯苓20g
牡丹皮15g	泽泻12g	党参15g	黄芪30g
青蒿10g	鳖甲20g	知母10g	柏子仁15g

7剂，每日2次，自煎，200ml口服。

两周后三诊：基本无发热、汗出，乏力明显缓解，睡眠较前有所好转。又以前方出入，继服7剂后停药。

按语：《伤寒论》第103条："太阳病，过经十余日，反二三下之，后四五日，柴胡证仍在者，先与小柴胡汤；呕不止，心下急，郁郁微烦者，为未解也，与大柴胡汤下之则愈。"《伤寒论》第165条："伤寒发热，汗出不解，心中痞硬，呕吐而下利者，大柴胡汤主之。"《金匮要略·妇人妊娠病脉证并治第二十·二》曰："妇人宿有癥病，经断未及三月，而得漏下不止，胎动在脐上者，为癥痼害。妊娠六月动者，前三月经水利时，胎也。下血者，后断三月衃也。所以血不止者，其癥不去故也。当下其癥，桂枝茯苓丸主之。"本案患者症状看似属虚证，实则一派邪实，乃真实假虚之象。此人虽有自汗出、乏力、头晕，但形体壮实，肌肉坚紧，脉弦滑有力，六经辨证为少阳阳明合病，故予以大柴胡汤以和解少阳，清泻阳明里热。临床运用桂枝茯苓丸，仍当以方证为准，可用于很多其他病症，不可拘泥于妇科疾患，且考虑到病久必有瘀，故在大柴胡汤清泄阳明实热的同时予以桂枝茯苓丸破血、祛瘀、利水。方中柴胡有推陈致新之功，祛除无形之气滞。结合枳实，可以破结实、消胀满。大黄苦寒，亦有推陈致新之功，主祛瘀血、破癥瘕积聚、荡涤肠胃，祛除有形之实积。兼以丹皮、桃仁、赤芍除瘀毒，半夏、茯苓除水毒，共奏祛除三毒之功。综上所述，本方证既可少阳阳明同解，又能气毒、水毒、血毒、食毒同除，推陈致新，机体自然阴平阳秘，恢复正常。二诊时患者汗出过多后导致气阴两伤，故用参芪地黄汤合青蒿鳖甲汤，益气养阴兼以透热，方中黄芪、党参益气固表，青蒿透热于外，鳖甲引阳入阴，阳能入阴，则失眠可缓解，加用柏子仁安神养心进一步改善睡眠。

（张宁收集整理）

营卫不和证

患者：戚某某，女，52岁。

主诉：汗出3月。

现病史：患者自诉3月前无明显诱因出现汗出过多。刻下症见：面色红润，双目有神，精神尚可，声音洪亮。全身发热、汗出，汗出夜间更甚，劳动后、饭后汗出如洗，汗退乏力，怕风，喜饮冷水，偶有情绪烦躁、心慌心悸，夜眠多梦，胃纳差，二便正常。舌淡嫩，苔薄黄，水滑，脉浮缓。

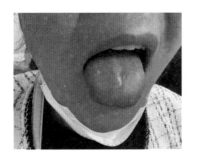

中医诊断：自汗——营卫不和证。

西医诊断：多汗症。

初诊处方：桂枝汤加味。

| 桂枝15g | 白芍20g | 甘草10g | 大枣10g |
| 生姜10g | 石膏30g | 淡竹叶15g | 煅龙骨30g |

煅牡蛎30g

7剂，每日2次，自煎，200ml口服。

一周后二诊：患者自诉汗出缓解，发热稍有减轻，口干。调整用药，加知母、党参取白虎加人参汤之意。

二诊处方：

桂枝15g	白芍20g	甘草10g	大枣10g
生姜10g	石膏30g	知母15g	淡竹叶15g
煅龙骨30g	煅牡蛎30g	党参15g	

按语：《伤寒论》第12条："太阳中风，阳浮而阴弱，阳浮者，热自发；阴弱者，汗自出。啬啬恶寒，淅淅恶风，翕翕发热，鼻鸣干呕者，桂枝汤主之。"《伤寒论》第54条："病人脏无他病，时发热自汗出而不愈者，此卫气不和也，

先其时发汗则愈，宜桂枝汤。"《伤寒论》第224条："三阳合病，腹满，身重，难以转侧，口不仁，面垢，谵语，遗尿。发汗则谵语；下之则额上生汗，手足逆冷。若自汗出者，白虎汤主之。"此例汗出之症，系营卫失和，肌表不固之证。《伤寒论》第53条："病常自汗出者，此为荣气和。荣气和者，外不谐，以卫气不共荣气和谐故尔。以荣行脉中，卫行脉外，复发其汗，荣卫和则愈，宜桂枝汤。"《素问·阴阳应象大论》云："左右者，阴阳之道路也。"营卫阴阳于周身循环往复，周而复始。本案汗出过多，乃营卫不和，阴阳失调之例证。因卫气不能统摄汗液，失其正常开合功能，故见时时汗出。用桂枝汤调和营卫，收敛固表，加石膏、淡竹叶，以清热泻火除烦，酌加煅龙骨、牡蛎牡等固涩敛汗之品以增强止汗的功能。故7剂后见效。一周后二诊：患者自诉汗出缓解，发热稍有减轻，口干，调整用药，加知母、党参取白虎加人参汤之意；既能防止损伤正气，又能补虚生津，起到补虚泻实的双重效果。营卫不和在外，气血阴阳必定不和在内。以桂枝汤调和在外之营卫，桂枝汤之立法，固在同阴和阳，调和营卫，以补为通，实为万病之良方。中医认为心主血脉，汗为心之液，汗血同源。汗液为津液通过阳气蒸腾气化作用后排出的液体。当代人长期处于空调环境，更容易出现各种各样的汗症，检查又没有什么器质性疾病，往往都是由于营卫不和导致，而桂枝汤能起到双向调节的作用。一月后随访，病人上述症状未再复发。

（张宁收集整理）

阴阳失和证

患者：杨某，女，50岁。

主诉：汗出过多1周。

现病史：患者自诉1周前无明显诱因出现汗出过多，前来我科就诊。刻下症见：患者神志清，精神可，汗出过多，以白天为甚，情绪低落，烦躁，发热汗出，汗出后怕风怕冷，欲加衣物，夜寐差，小便量少，大便偏稀。舌体胖大，舌质淡嫩，苔水滑，脉沉迟略细。

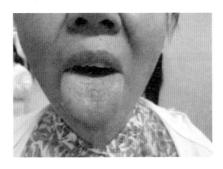

中医诊断：自汗——表阳虚（阴阳失和）证。

西医诊断：植物神经功能紊乱。

初诊处方：桂枝加附子汤合桂枝加龙骨牡蛎汤加味。

桂枝20g	白芍30g	淡附片10g	生姜15g
大枣10g	炙甘草10g	煅龙骨30g	煅牡蛎30g

盐吴茱萸8g　　黄芪30g　　　炒栀子15g　　淡豆豉15g

百合30g

7剂，每日2次，自煎，200ml口服。

二诊：患者诉汗出好转，但仍活动后出汗，睡眠略有改善，故在原方基础上调整用药，具体处方如下：

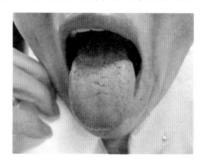

桂枝20g　　　白芍30g　　　淡附片10g　　生姜15g

大枣10g　　　炙甘草10g　　煅龙骨30g　　煅牡蛎30g

盐吴茱萸8g　　黄芪45g　　　炒栀子15g　　淡豆豉15g

柏子仁15g

7剂，每日2次，自煎，200ml口服。

患者症状明显改善，无复发。

按语：《伤寒论》第20条："太阳病，发汗，遂漏不止，其人恶风，小便难，四肢微急，难以屈伸者，桂枝加附子汤主之。"桂枝加附子汤乃桂枝汤加附子组成，桂枝汤调和营卫，解肌祛风；附子温经复阳，固表止汗。调营卫，则津液自复，诸症自愈。此方扶阳固表、调和营卫，主治表阳虚弱、恶风发热、汗漏不止等证。《金匮要略·血痹虚劳病脉证并治第六·八》："夫失精家，少腹弦急，阴头寒，目眩，发落，脉极虚芤迟，为清谷亡血失精，脉得诸芤动微紧，男子失精，女子梦交，桂枝加龙骨牡蛎汤主之。"桂枝加龙骨牡蛎汤为桂枝汤加龙骨、牡蛎组成。桂枝汤调和营卫，加龙骨、牡蛎，则具有潜镇固涩之力。阳能固涩，阴能内守，则诸症可愈。此方调和营卫，滋阴和阳，镇纳固摄。自汗属于中医汗证范畴，指由于阴阳失调、腠理不固，而致汗液外泄失常的病证。其中白昼汗出，动辄尤甚者，称为自汗。患者围绝经期女性，若肾精耗损过甚，阴损及阳，致精关不固，最终形成阴阳两虚。肾阴精亏于下，虚阳浮于上，阴阳不相交合，故男子表现为梦遗滑精，女子表现为夜梦性交。阳虚则腠理开，无以敛阴，则见汗自出；营卫失和，腠理开，则怕风。辨证为表阳虚之阴阳失和，选方桂枝加龙骨牡蛎汤合桂枝加附子汤，二方共奏温阳止汗之功。患者大便偏稀，故加吴茱萸以温阳止泻，加黄芪以敛汗。患者情绪烦躁易怒，发热出汗，加栀子、淡豆豉清心除烦；夜寐差，故加百合养阴安神。二诊时患者活动后仍有出汗，加大黄芪用量以固表敛汗，睡眠改善不佳，故加入柏子仁以养心安神。服药后患者诉诸症状明显缓解。

（朱玉梅收集整理）

阴虚火旺证

患者：马某某，女，55岁。

主诉：夜间出汗3月余。

现病史：患者自诉夜间出汗3月余，伴头痛时作，忽冷忽热，双侧乳房胀痛，时有头晕，多梦易醒，平素乏力、心慌心急，胸闷气短，情绪烦躁，口干，无明显口苦，二便调。舌红，少苔，脉细数。

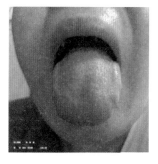

中医诊断：盗汗——阴虚火旺证。

西医诊断：多汗症。

初诊处方：当归六黄汤合桂枝甘草龙骨牡蛎汤加味。

当归15g	生地20g	熟地30g	黄芪40g
黄芩6g	黄柏5g	黄连5g	麻黄根30g
茯苓15g	桂枝15g	炙甘草10g	龙骨30g
牡蛎30g			

7剂，每日2次，自煎，200ml口服。

一周后二诊：患者诉夜间出汗症状较前明显好转，睡眠改善，情绪较前好转，但仍心慌心急，胃脘部胀满不适，时有头晕恶心，伴口干口苦，下肢酸软乏力。舌淡红，苔薄白水滑，脉弦滑。

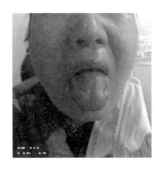

二诊处方：旋覆花汤合四妙丸加味。

旋覆花15g	代赭石12g	党参10g	半夏15g
炙甘草6g	生姜10g	苍术10g	黄柏6g
薏苡仁30g			

7剂，每日2次，自煎，200ml口服。

两周后三诊：患者自觉心慌心悸症状较前好转，但胃脘部胀满不适，夜间多梦，二便调。舌淡暗，苔薄白，脉弦滑。

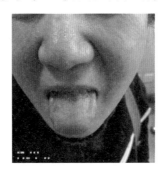

三诊处方：旋覆花汤合四妙丸加味。

旋覆花15g	代赭石12g	党参10g	半夏15g
炙甘草6g	生姜10g	苍术10g	黄柏6g
薏苡仁30g	枳实12g		

7剂，每日2次，自煎，200ml口服。

按语： 睡眠中汗出中医称之为"盗汗"。当归六黄汤是金元四大家之一的李东垣创制的一首方剂，称它为"治盗汗之神药"，主治阴虚火旺的盗汗。汗出过多，损伤心阳，心阳虚损，神失所养，以致心神浮越，汗为心之液，汗为血之液，汗出过多既损伤心阳又损伤心血。正如《素问·宣明五气》说："五脏化液，心为汗。"《黄帝内经素问集注》说："心主血，汗乃血之液也。"心主血，血由营气津液所化，即《灵枢·营卫生会》所谓："营气者，泌其津液，注之于脉，化以为血，以荣四末，内注五脏六腑，以应刻数焉。"即津血同源，而津液由里散于体表则为汗，故血汗同源，汗为心液。故《灵枢·营卫生会》有"夺血者无汗，夺汗者无血"之诫。病理上，当心之气血失常之时，心阳虚则卫阳不固，出现自汗；心阴虚则不能敛阳，阳迫津外泄，并伴有心悸、怔忡、失眠、多梦等症。《伤寒论》第118条中说"火逆下之，因烧针烦躁者，桂枝甘草龙骨牡蛎汤主之"，因此两方合用，既滋阴降火、止汗，又能温补心阳、安神定志，故患者盗汗症状好转，情绪改善。二诊时患者仍心慌心急，兼以胃脘部胀满、头晕恶心，辨证属气滞水停，中焦气机不通，水湿痰饮阻滞于心下，故用旋覆花汤以疏肝理气、化痰散结。《金匮要略》写到"肝着，其人常欲蹈其胸上，先未苦时，但欲饮热，旋覆花汤主之"。《伤寒论》第161条中说"伤寒，发汗，若吐，若下，解后，心下痞硬，噫气不除者，旋覆代赭汤主之"。方中旋覆花配香附较早见于《温病条辨》之香附旋覆花汤，可疏郁结、通经络，香附善于疏肝解郁、理气活血，为肝经气郁之要药，加用枳实以增强理气化痰之功。患者口干口苦、下肢酸困乏力，为湿热下注，下肢经脉气血流通不畅，故予以四妙丸加味，以清热利湿，缓解湿热下注所致的下肢酸困乏力。方中黄柏苦以燥湿，善除下焦湿热；苍术健脾燥湿除痹；牛膝活血通经、补肝肾，引药直达下焦；薏苡仁独入阳明，祛湿热而利筋络，正如《黄帝内经》云"治痿独取阳明"。阳明者主润宗筋，宗筋主束筋骨而利关节。故两方合用，配伍得当，疗效显著。

（何玉晶收集整理）

脾肾阳虚证

患者：任某，女，55岁。

主诉：发热汗出1月，加重伴乏力1周。

现病史：患者自诉1月前无明显诱因出现发热，汗出。1

周前症状加重，伴乏力气短。现患者为求进一步治疗，遂来我科门诊就诊。刻下症见：神志清，精神欠佳，发热汗出，口干，汗出后全身发软，虚脱，乏力，气短。食纳差，夜寐差，烦躁难以入睡，小便正常，大便稀。舌淡胖，苔白微腻，脉沉细弱。

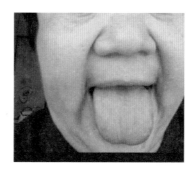

中医诊断：多汗——脾肾阳虚证。

西医诊断：女性更年期综合征。

初诊处方：理中丸合四逆汤加味。

干姜10g	太子参15g	白术30g	甘草10g
黑顺片10g	茯苓30g	焦栀子15g	淡豆豉20g
山萸肉50g	黄芪45g	煅牡蛎30g	

3剂，每日2次，自煎，200ml口服。

二诊：患者诉服药3剂后，患者症状明显缓解，无汗出后虚脱，乏力等症，睡眠明显改善。在原方基础上调整，具体处方如下：

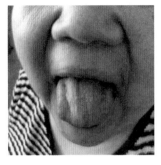

干姜10g	太子参15g	白术30g	甘草10g
黑顺片10g	茯苓30g	山萸肉50g	黄芪45g
煅牡蛎30g	麦冬15g	五味子10g	

2周后随访，症状均明显改善，再无复发。

按语：《伤寒论》第386条："霍乱已，头痛，发热，身疼痛，热多，欲饮水者，五苓散主之；寒多，不饮水者，理中丸主之。"《伤寒论》第396条："大病瘥后，喜唾，久不了了，胸上有寒也，当以丸药温之，宜理中丸。"理中丸由干姜、白术、党参、炙甘草四味药组成，具有温中祛寒、补气健脾的功效。主治脾胃虚寒证，症见自利不渴，呕吐腹痛，腹满不食及中寒霍乱，阳虚失血，如吐血、便血或崩漏；胸痹虚证，胸痛彻背，倦怠少气，四肢不温。《伤寒论》第92条："病发热、头痛，脉反沉，若不瘥，身体疼痛，当救其里，四逆汤方。"此方回阳救逆。治少阴病，症见四肢厥逆，恶寒蜷卧，呕吐腹痛，下利清谷；神衰欲寐，以及太阳病误汗亡阳，脉沉迟微细者。四君子汤出自《太平惠民和剂局方》，由人参、白术、茯苓、炙甘草组成，全方益气补中、温养脾胃。主症营卫气虚，脏腑怯弱，面色㿠白，四肢无力，心腹胀满，全不思食，肠鸣泄泻，呕哕吐逆，舌质淡，苔薄白，脉虚无力。中医认为汗证是指由于阴阳失调，腠理不固，而致汗液外泄失常的病证。今患者阳虚腠理开，则汗液外泄。气随津脱，则气短乏力。《素问·生气通天论》曰："阳气者，精则养神。"今心阳衰微，神失所养，则神衰欲寐，宜四逆汤；肾阳衰微，火不暖土，知脾阳亦损，腹痛吐利，宜理中丸，气短乏力，知脾气不足，加四君子汤益气健脾。阳虚不能鼓动血行，故脉微细。综上为太阴少阴合病，证属脾肾阳虚，治疗宜温补脾肾。方选理中丸合四逆汤合四君子汤加味。患者口干口渴，易党参为生津益气之太子参。虚烦不得眠，加栀子、淡豆豉清心除烦；汗出过多，加大剂量山萸肉补肝肾兼固涩津液，黄芪补气健脾止汗，煅牡蛎收敛固涩，共奏止汗之功。二诊时患者症状均明显改善，原方去栀子、淡豆豉。患者大量出汗后，津液已伤，合麦冬、五味子养阴益气用以善后。2周后随诊，症状无复发。

（朱玉梅收集整理）

五、眩晕

脾阳不振、水饮上泛证

患者：张某某，女，65岁。

主诉：眼睛干涩伴头晕1月余。

现病史：患者既往甲状腺结节病史3年，现自觉眼睛干涩不适，伴头晕头痛，活动后尤甚，夜间多梦易醒，无明显口干口苦，时有乏力纳差，二便调。舌淡胖，苔薄白，脉沉迟。

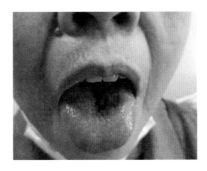

中医诊断：眩晕——脾阳不振、水饮上泛证。

西医诊断：头晕。

初诊处方：葛根汤合苓桂术甘汤加味。

葛根60g	白芍20g	桂枝15g	麻黄8g
炙甘草10g	菊花10g	蔓荆子10g	生姜10g
大枣10g	白术15g	茯苓30g	百合30g
柏子仁15g	乌药15g		

7剂，每日2次，自煎，200ml口服。

一周后二诊：患者诉眼睛干涩明显缓解，头痛头晕较前好转，夜间睡眠改善。

按语：《伤寒论》："太阳病，项背强几几，无汗恶风，葛根汤主之。"葛根汤为桂枝汤加葛根、麻黄而成，桂枝汤为群方之冠，能调和阴阳、调和气血，加葛根以柔筋缓解肌肉紧张，升提津液；麻黄不仅宣肺解表，还具有开九窍的作用，《日华子本草》曰麻黄"通九窍，调血脉，御山岚瘴气"。麻黄"开窍"之奥妙，并不单在一个"汗"字，而是可以通利九窍，宣畅脏腑之气。故麻黄可将葛根升提之津液濡养肌肤孔窍，缓解眼睛干涩的症状。《黄帝内经》云："五脏六腑之精气，皆上注于目为之精。"葛根汤祛除寒湿之邪疏通经络，则五脏六腑之精气沿经络濡养头目。《金匮要略·痰饮咳嗽病脉证并治第十二·十六》云："心下有痰饮，胸胁支满，目眩，苓桂术甘汤主之。"《伤寒论》第67条云："伤寒若吐若下后，心下逆满，气上冲胸，起则头眩，脉沉紧，发汗则动经，身为振振摇者，茯苓桂枝白术甘草汤主之。"患者头晕头痛，活动后加重，为痰饮上犯清窍，故合用苓桂术甘汤，即"病痰饮者，当以温药和之"。加乌药、百合、柏子仁以养血安神，改善睡眠。

（何玉晶收集整理）

阳虚寒凝证

患者：杨某，女，47岁。

主诉：头晕、乏力1月。

现病史：患者自诉1月前无明显诱因出现乏力、头晕，伴全身多汗，怕风，受凉后头痛，未予诊疗，现症状加重，为求系统诊治，特来门诊就诊。刻下症见：神情倦怠，精神欠佳，头晕，乏力，伴全身多汗，怕风、怕冷，受凉后巅顶头痛，手脚偏凉，情绪欠佳，食纳一般，夜寐差，二便调。舌淡红、舌尖部凹陷，苔薄白稍腻，脉沉细稍数。

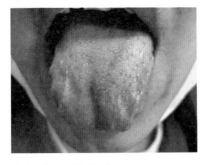

既往史：既往桥本甲状腺炎。

中医诊断：眩晕——阳虚寒凝证。

西医诊断：眩晕。

初诊处方：桂枝加附子汤合吴茱萸汤加味。

桂枝15g	炒白芍20g	淡附片10g	生姜10g
大枣10g	炙甘草10g	盐吴茱萸8g	黄芪30g

煅龙骨30g　　煅牡蛎30g　　党参15g

7剂，每日2次，自煎，200ml口服。

一周后二诊：头痛头晕减轻，仍自觉怕冷，体温低，下午6点体温35.4℃左右，后背发热，活动后冷汗出明显，怕风，口干不明显，反酸，大便干，夜寐差。舌淡红，苔白稍腻，脉沉细稍濡。

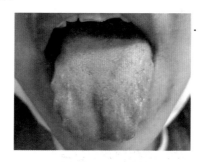

二诊处方：

桂枝20g	白芍30g	淡附片10g	生姜15g
大枣10g	炙甘草10g	盐吴茱萸8g	黄芪30g
煅龙骨30g	煅牡蛎30g	茯苓30g	白术20g
百合30g			

7剂，每日2次，自煎，200ml口服。

按语：《伤寒论》第147条："太阳病，发汗，遂漏不止，其人恶风，小便难，四肢微急，难以屈伸者，桂枝加附子汤主之。"太阳经病，治疗时发汗太过，汗出阳泄，木生于水，阳泄而寒动，水寒木郁则风动，风泄卫阳，可致肌表卫阳虚损，不能固护腠理，则漏汗不止；四肢为诸阳之本，

《黄帝内经》曰："阳气者，精则养神，柔则养筋。"且阴阳相生相长，如汗出过多损耗阳气，阳伤则阴损，可致阴阳俱虚，一则脾胃湿寒，阳气生化不足，四肢失去阳气之温煦；二则木郁筋急，筋脉失去阴液之濡润，故四肢微急，难以屈伸。阴液耗伤，加剧营卫失调，故汗出恶风，此恶风可以理解为畏寒之义；因阴液亏耗，故小便困难。桂枝加附子汤可解肌祛风、温阳固表，方中桂枝内疏肝脾、外和营卫；附子温肾阳，培木之根，以助生化。本方重在扶助阳气，此治法正如陆渊雷《伤寒论今释》所云："津伤而阳不亡者，其津自能再生，阳亡而津不伤者，其津亦无后继，是以良工治病，不患津之伤，而患阳之亡。"《伤寒论》378条："干呕，吐涎沫，头痛者，吴茱萸汤主之。"食后泛泛欲吐，或呕吐酸水，或干呕，或吐清涎冷沫，胸满脘痛，巅顶头痛，畏寒肢冷，甚则伴手足逆冷，大便泄泻，烦躁不宁。受凉后寒凝肝经，有寒则痛，巅顶头痛，遂予吴茱萸汤。本案患者阴津亏损较甚，故重用芍药30g；因汗漏严重，遂加煅龙骨、煅牡蛎，以增强收敛止汗之功效；因伴卫气虚之证，故加黄芪，临证时若卫阳虚甚者，可重用炮附子，佐以黄芪，可温阳固表止汗。诸药合用，共奏良效。

　　一月后随访，患者诉眩晕、出汗发冷等症状再无复发，嘱继服补中益气丸4周以善后。

（任若冰收集整理）

气郁痰阻证

患者：王某某，女，64岁。

主诉：头晕1月，伴口干口苦1周。

现病史：1月前者无明显诱因出现头晕，伴口干口苦，未予特殊诊疗，1周前上述症状加重，伴疲乏无力，现为求进一步诊疗，来我科就诊。刻下症见：患者神志清，精神一般，心烦懊侬，口干口渴，乏力，无发热恶寒，无恶心呕吐，食纳可，夜寐不佳，心烦，小便多，色黄，有泡沫，大便干。舌红苔黄腻，有瘀点瘀斑，脉弦滑。

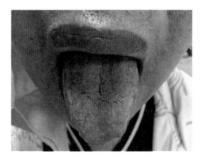

中医诊断：眩晕——气郁痰阻证。

西医诊断：植物神经紊乱。

初诊处方：大柴胡汤合桂枝茯苓丸合栀子豉汤加味。

柴胡30g	炙甘草6g	半夏15g	大黄8g
桃仁12g	赤芍20g	川芎30g	炒栀子15g
生姜10g	黄芩12g	茯苓30g	五味子16g

龙骨30g 　　牡蛎30g 　　　石膏45g 　　　牡丹皮30g

淡豆豉15g

7剂，每日2次，自煎，200ml口服。

一周后二诊：患者自诉头晕缓解、口干口苦减轻，入睡稍困难。故原方不变，加用百合，帮助睡眠。

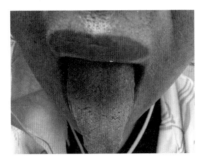

二诊处方：

柴胡30g 　　　炙甘草6g 　　半夏15g 　　　大黄8g

桃仁12g 　　　赤芍20g 　　川芎30g 　　　炒栀子15g

生姜10g 　　　黄芩12g 　　茯苓30g 　　　五味子16g

龙骨30g 　　　牡蛎30g 　　　石膏45g 　　　牡丹皮30g

淡豆豉15g 　　百合30g

7剂，每日2次，自煎，200ml口服。

按语： 患者口干口苦提示为少阳病，便秘、尿黄、苔腻提示为阳明病，且舌有瘀斑瘀点，提示有瘀，故考虑患者为少阳阳明合病夹瘀。病人大便干、舌红苔黄腻、脉弦滑，提示为实证。栀子豉汤出自《伤寒论》第76条："发汗后，水药不得入口，为逆，若更发汗，必吐下不止。发汗吐下后，虚烦不得眠，若剧者，必反复颠倒，心中懊侬，栀子豉汤主之；若少气者，栀子甘草豉汤主之；若呕者，栀子生姜豉汤主之。"考虑病人阳明有热，热扰胸膈，心烦懊恼，且久病多瘀，舌有瘀斑瘀点，故用大柴胡汤合桂枝茯苓丸合栀子豉汤加味。少阳病，不可发汗，不可温，只可和解，首选柴胡类方。因患者大便干结，有阳明腑热之象，小柴胡汤无法奏效，故首诊时方选大柴胡汤加味。痰浊内蕴已久，郁而化热，故大黄用8g，使邪有所出，则痰湿自消，痰化湿除，头晕自愈；且加龙骨、牡蛎，亦有柴胡加龙骨牡蛎汤之意，有潜阳安神化痰除饮功效，另加石膏清里热，方证相应，故而疗效迅速。

（周澳收集整理）

六、落枕

风寒束表证

患者：张某某，女，65岁。

主诉：颈部疼痛1周。

现病史：患者自诉1周前睡醒出现颈部疼痛。刻下症见：面色红润，精神尚可，体态正常。颈部疼痛，疼痛常连及前额，颈项及后背有拘急感，后背发凉，双目干涩，头目眩晕，口干不欲饮水，偶有胃脘部胀满不舒，疲乏无力，睡眠不佳，夜寐多，无汗，小便少。舌质淡红，苔薄白，脉浮略紧。

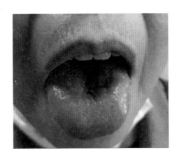

既往史：既往有甲状腺结节病史。

中医诊断：落枕——风寒束表证。

西医诊断：落枕。

初诊处方：葛根汤加味。

葛根60g	炒白芍20g	麻黄8g	桂枝15g
炙甘草10g	生姜10g	大枣10g	菊花10g
蔓荆子10g	白术15g	茯苓15g	百合30g
乌药15g	柏子仁15g		

3剂，每日2次，自煎，200ml口服。

3d后二诊：患者自诉一剂药后，颈部疼痛、乏力明显缓解，脊背有热感，发凉不明显，全身微汗出，稍微口干，睡眠较前稍有好转，略有乏力，故原方不变，加西洋参。

二诊处方：

| 葛根60g | 炒白芍20g | 麻黄8g | 桂枝15g |
| 炙甘草10g | 生姜10g | 大枣10g | 菊花10g |

蔓荆子10g　　白术15g　　　茯苓15g　　　百合30g

乌药15g　　　柏子仁15g　　西洋参6g

7剂，每日2次，自煎，200ml口服。

按语：《伤寒论》第31条："太阳病，项背强几几，无汗恶风，葛根汤主之。"本案为风寒客于太阳经输，津液不得滋润，经脉气血不利所致。其辨证要点项背拘急与脉浮等症，故以葛根汤散寒通经。本方用桂枝汤加麻黄以发汗散邪，又不致使汗出太过而伤津液；加葛根并且重用至60g，在于本品既能发散太阳经邪，又能疏通经络，并能启动津液以滋润经脉。现代研究亦证明，葛根有扩张血管，改善血液循环的作用。葛根上提津液，故加茯苓、白术行气利水，以免发生肿胀；再配以乌药、百合行气止痛，通行上下，兼调气血；柏子仁养心安神，帮助睡眠。故服用本方可使寒邪散，经脉通，津液升，荣卫和则颈项强诸症自愈。

（张宁收集整理）

七、消渴

三焦湿热证

患者：蔡某，男，56岁。

主诉：发现血糖升高5年余。

现病史：患者糖尿病病史5年，既往皮下胰岛素注射及口服降糖药控制血糖，现血糖控制不佳，空腹血糖9~10mmol/L，伴乏力、口干口苦，小便色黄，大便黏腻不爽。舌红，舌质苍老，苔黄厚腻有裂纹，脉浮滑数。

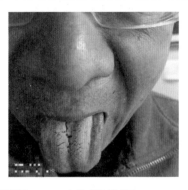

中医诊断：消渴——三焦湿热证。

西医诊断：2型糖尿病。

初诊处方：三仁汤加味。

杏仁10g	薏苡仁30g	白豆蔻15g	半夏15g
厚朴15g	通草10g	淡竹叶10g	滑石20g
陈皮30g	竹茹30g	生姜10g	

7剂，每日2次，自煎，200ml口服。

一周后二诊：患者自诉口干口苦较前好转，空腹血糖控制在7~8mmol/L，小便颜色变淡，大便正常，伴入睡困难，睡后易醒，全身皮肤时有瘙痒不适，偶有口干口苦。舌红，苔薄白，脉弦滑。

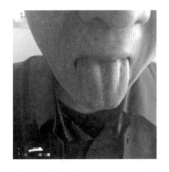

二诊处方：小柴胡汤加味。

柴胡25g	半夏15g	党参10g	黄芩10g
炙甘草6g	生石膏30g	白鲜皮15g	蝉蜕10g
牡蛎30g	百合30g	生姜10g	大枣10g

7剂，每日2次，自煎，200ml口服。

按语： 患者初诊时口干口苦，小便黄，大便黏腻，舌苔黄厚腻，为典型的三焦湿热证，故予以三仁汤加味，其出自吴鞠通的《温病条辨》，具有宣畅气机、清利湿热之功效。湿邪伤人，常波及三焦而致上焦肺气失宣，中焦脾气不运，下焦肾与膀胱气化失常，病症繁多。吴鞠通曾说："惟以三仁汤轻开上焦肺气，盖肺主一身之气，气化则湿亦化。"三仁汤集芳香化湿、淡渗利湿、苦温燥湿于一体，使上焦气机通畅，中焦水湿运化自如，下焦邪有出路，通过大小便而出。本方以三仁为君药，其中杏仁苦温宣畅上焦肺气，使气化则湿亦化，此即开上；白豆蔻芳香化湿，行气宽中，宣畅脾胃，此即畅中；薏苡仁利湿清热而健脾，疏导下焦，使湿热从小便而去，此即渗下。配伍滑石、通草、竹叶甘寒淡渗，利湿清热，疏导下焦，使湿有出路，三药为臣药。半夏燥湿和胃，止呕除痞；厚朴行气化湿，二药又可使寒凉之品清热而不碍湿，共为佐药。本方药性平和，无温燥辛散太过之弊，有宣上畅中渗下、上下分消之功，可使气畅湿行，暑解热清，脾运复健，三焦通畅，诸症自除。加用陈皮、竹茹理气兼以清热化痰，全方共奏清利湿热、宣畅气机之效。二诊时患者舌苔黄厚腻现象较前明显减轻，说明体内湿热之邪已清除大半，但患者仍有口干口苦，入睡困难，六经辨证属于少阳病阳明经热，故予以小柴胡汤加生石膏，以和解少阳，兼以生津止渴、清阳明经热。《伤寒论》第263条："少阳之为病，口苦，咽干，目眩也。"加用牡蛎、百合以宁心安神，改善患者睡眠；糖尿病患者出现皮肤瘙痒为其慢性并发症之一，邪气侵犯少阳经脉，少阳经气不利，日久郁而化热，热邪蕴结肌肤腠理之间，不得外泄，故出现皮肤瘙痒，因此方中加用白鲜皮、蝉蜕以燥湿止痒、清热解毒，缓解皮肤瘙痒症状。

（何玉晶收集整理）

脾肾阳虚夹湿证

患者：周某，男，50岁。

主诉：尿频2月，伴腰疼1周。

现病史：患者诉2月前无明显诱因出现尿频尿急，1周前症状加重，伴腰部酸困疼痛，现为求进一步诊疗，遂来我科就诊。刻下症见：神志清，精神尚可，小便频数，夜尿多，色黄，有泡沫，伴腰部酸困疼痛，偶有口干口渴，疲乏无力，大便正常。舌淡胖，苔薄，脉沉细。既往高血压病史。

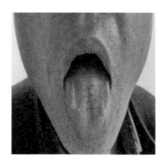

辅助检查：空腹血糖8.7mmol/L，糖化血红蛋白10%。尿常规化学分析显示：尿蛋白（+）。

中医诊断：消渴——脾肾阳虚夹湿证。

西医诊断：1. 2型糖尿病；2.高血压。

初诊处方：肾气丸加味。

黄芪60g	土茯苓45g	熟地30g	山药20g
山萸肉20g	茯苓15g	丹皮15g	泽泻12g
淡附片8g	肉桂6g	苍术10g	玄参15g

7剂，每日2次，自煎，200ml口服。

嘱患者低盐低脂糖尿病饮食，适量运动；监测血糖；定期复查血糖、糖化血红蛋白；不适随诊。

二诊：患者诉尿频尿多、腰疼、口干口渴等症状均明显缓解，偶见发怒后头晕。于原方基础上调整用药，具体处方如下：

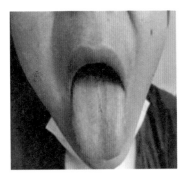

黄芪60g	土茯苓45g	熟地30g	山药20g
山萸肉20g	茯苓15g	丹皮15g	泽泻12g
淡附片8g	肉桂6g	苍术10g	玄参15g
钩藤30g	石决明30g		

7剂，每日2次，自煎，200ml口服。

3月后电话随访，患者诉诸症状明显改善，血糖波动于7.0~9mmol/L之间，糖化血红蛋白8%。

按语：《金匮要略·消渴小便不利淋病脉证治第十三·三》："男子消渴，小便反多，以饮一斗，小便一斗，肾气丸主之。"此方以六味地黄丸滋阴补肾，并用附子、肉桂以温补肾阳。本方以温阳药和滋阴药并用，正如《景岳全书·新方八略》所说："善补阳者，必于阴中求阳，则阳得阴助，而生化无穷；善补阴者，必于阳中求阴，则阴得阳长，而泉源不竭。"此方具有补肾助阳的功效，主治肾阳不足之证。中医认为消渴的病因为先天禀赋不足，复因情志失调、饮食不节等，病机以阴虚为本，燥热为标，阴阳互根，阳生阴长，若病程日久，阴损及阳，则致阴阳俱虚。临床中糖尿病病程日久，至后期常以脾肾阳虚较为多见。《黄帝内经·经脉别论》所言："饮入于胃，游溢精气，上输于脾，脾气散精，上归于肺，通调水道，下输膀胱，水精四布，五经并行。"可知饮入于胃，若肾中真阳不足，蒸腾气化乏力，无法布散精气，上输脾肺，则饮一溲一，机体不能得津液之滋润，故见口干口渴，小便频数量多，疲乏无力。夹湿热之邪，则见小便色黄，有泡沫。证属脾肾阳虚夹湿，治宜温补肾阳，兼以健脾、清利湿热。方选肾气丸加味以温补肾阳，老师巧用施今墨先生降糖经验方，再根据患者症状进行加味，方中黄芪、山药和苍术、玄参，互为药对，为施今墨先生常用降糖药对，大剂量黄芪健脾利水，苍术燥湿健脾，山药健脾祛湿，玄参滋肾养阴，兼治口渴。现代药理学研究亦显示四药配伍能降低血糖。土茯苓清热利湿，与黄芪配伍以降低尿蛋白。诸药同用，共奏温肾健脾、清利湿热之功。二诊患者诉头晕，平素易怒，整体审察，乃肝阳上亢所致，加钩藤、石决明以平肝潜阳。经治疗患者诸症状好转。

（朱玉梅收集整理）

胆热脾寒夹瘀证

患者：张某某，女，60岁。

主诉：发现血糖升高5年，加重1周。

现病史：患者5年前无明显诱因出现口干口渴，于当地医院行相关检查后，诊断为"2型糖尿病"，口服"盐酸二甲双胍片，每次1片，3次/d"控制血糖，疗效不佳。1周前症状加重，伴疲乏无力，口苦，为求进一步诊治，故来我科门诊就诊。刻下症见：神志清，精神可，口干口渴，口苦，胸闷，乏力，情绪烦躁易怒，食纳可，夜寐差，小便频数，腹胀，大便偏稀。舌淡红、有齿痕，舌下络脉迂曲，苔薄略黄，脉弦细。测空腹血糖：9.0mmol/L，糖化血红蛋白：11%。

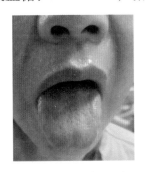

中医诊断：消渴——胆热脾寒夹瘀证。

西医诊断：2型糖尿病。

初诊处方：柴胡桂枝干姜汤合当归芍药散加味。

| 柴胡20g | 桂枝15g | 干姜10g | 黄芩10g |

| 牡蛎30g | 天花粉20g | 炙甘草10g | 当归15g |
| 炒白芍20g | 川芎10g | 麸炒白术15g | 茯苓20g |
| 泽泻15g |

7剂，每日2次，自煎，200ml口服。

二诊：患者诉诸症状好转，但仍有乏力、口干，睡眠差。故在原方基础上调整用药，具体处方如下：

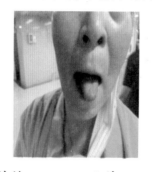

柴胡20g	桂枝15g	干姜10g	黄芩10g
牡蛎30g	天花粉30g	炙甘草10g	当归15g
炒白芍20g	川芎10g	麸炒白术15g	茯苓30g
泽泻15g	麦冬15g	醋五味子10g	炙百合20g

7剂，每日2次，自煎，200ml口服。

嘱患者饮食运动控制血糖，监测血糖，定期复查糖化血红蛋白。

3月后随访，患者诉诸证好转，测糖化血红蛋白：9%。

按语：柴胡桂枝干姜汤出自《伤寒论》第147条："伤寒五六日，已发汗而复下之，胸胁满微结，小便不利，渴而不呕，但头汗出，往来寒热，心烦者，此为未解也，柴胡桂枝干姜汤主之。"此方和解散寒，生津敛阴。主治伤寒少阳证，症见往来寒热，寒重热轻，胸胁满微结，小便不利，渴而不呕，但头汗出，心烦；牡疟寒多热少，或但寒不热。当归芍药散出自《金匮要略》，在全书中见两处：其一，《金匮要略·妇人妊娠病脉证并治第二十·五》："妇人怀妊，腹中疠痛，当归芍药散主之。"其二，《金匮要略·妇人产后病脉证并治二十·十七》："妇人腹中诸疾痛，当归芍药散主之。"当归芍药散原方由当归、芍药、茯苓、白术、泽泻和川芎6味中药组成，全方疏肝健脾。主治妇人妊娠，肝郁气滞，脾虚湿胜，腹中疠痛等症。胡希恕先生认为凡证属血虚水盛者，用当归芍药散常可获良效。糖尿病属中医"消渴"范畴，由于先天禀赋不足，复因情志失调、饮食不节等原因所导致的以阴虚燥热为基本病机，以多尿、多饮、多食、乏力、消瘦，或尿有甜味为典型临床表现的一种疾病。患者郁怒伤肝，肝气郁结以致郁久化火，火热内燔，消灼肺胃阴津而发为消渴。如《临证指南医案·三消》所说："心境愁郁，内火自燃，乃消症大病。"郁怒伤肝，邪在少阳，则口苦；少阳气化不利，则胸闷；少阳枢机不利，三焦决渎失职，饮留胃肠，则腹胀；三焦水液转输失司，故小便频数；水饮内结，气不化津，津不上承则口渴。肝郁困脾，脾失运化，四肢失于濡养，则疲乏无力、便稀。属少阳阳明合病之胆热脾寒，属大柴胡汤证。舌淡，有齿痕，郁久必瘀，舌下络脉迂曲，属血虚水盛夹瘀，证属当归芍药散。综上，为胆热脾寒夹瘀之证。治宜清热利胆、健脾化瘀，方选柴胡桂枝干姜汤合当归芍药散加味。二诊患者诉仍有乏力、口干，夜寐差，故加麦冬、醋五味子以益气养阴生津；加炙百合以宁心安神。3月后随访，患者诸证好转。

（朱玉梅收集整理）

湿热壅滞三焦证

患者：刘某，男，49岁。

主诉：口干、口渴、多尿、多饮半年。

现病史：患者自诉近半年出现口干、口渴，多饮，多食，多尿，疲乏无力，下肢无力明显，体重下降10kg，大便黏腻。舌红，齿痕明显，苔黄腻，脉滑数。当地医院诊断为"2型糖尿病"，现口服"盐酸二甲双胍片"0.5g，每日3次，随机血糖为9.0mmol/L。

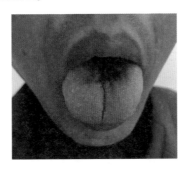

中医诊断：消渴——湿热壅滞三焦证。

西医诊断：2 型糖尿病。

初诊处方：三仁汤加味。

炒苦杏仁15g	薏苡仁45g	白豆蔻10g	姜半夏15g
厚朴20g	淡竹叶12g	滑石20g	苍术10g
泽泻15g	陈皮30g	竹茹30g	生姜15g

7 剂，每日 2 次，自煎，200ml 口服。

二诊：患者自诉下肢无力感明显减轻，仍感口干、口渴。舌红，苔薄黄微腻。

二诊处方：

黄芪30g	苍术10g	丹参10g	天花粉20g
玄参20g	黄连20g	山药20g	山萸肉20g
生地20g	葛根20g	玉米须20g	茯苓15g
百合30g			

7 剂，每日 2 次，自煎，200ml 口服。

2 月后随访，患者测空腹血糖：7.1mmol/L，症状未见复发。

按语：胰腺生理功能属中医"脾主运化"范畴，脾失健运、湿浊内阻是 2 型糖尿病发病的重要病理机制，临床以湿热内蕴型尤为常见。《医贯》曰："脾主浇灌四旁，与胃行其津液也，脾胃既虚，则不能敷布其津液，故渴。"可见脾胃共同承担着化生水谷精微、输布营养全身的重任，然脾胃本柔弱，加之饮食不节或者久食甘美厚腻之物，致脾不健运，水谷失布，积滞于内，蕴而化热，伤津耗液，诱发消渴，正如《素问·奇病论》所言："此肥美之所致也，此人必数食甘美而多肥者，令人满，故其气上溢转，转为消渴。"本案为湿热秽浊之邪中阻，弥漫三焦所致。湿热阻滞上焦则伤肺，肺不布津则口干口渴，肺不敷布加之下焦肾与膀胱气化不行，则小便量多；湿浊困脾，脾失健运，上蒙清窍则头昏重，直驱下行，故大便黏腻不爽。中焦湿热，蒸腾而上，气冲口舌，故令口舌生疮。舌脉也是本证辨证着眼点。治疗当疏利气机，宣畅三焦，升清降浊，方选三仁汤。《温病条辨》曰："头痛恶寒，身重疼痛，舌白不渴……长夏、深秋、冬日同法，三仁汤主之。"三仁汤为祛湿温之首方，针对湿邪难祛。方中杏仁、白豆蔻、薏苡仁为君，开上、畅中、渗下，"三仁"合用使三焦湿热分道而消，有效缓解患者口苦口黏、神疲乏力、小便量及次数多等湿热之症。配滑石、通草、竹叶以加强君药清利湿热之功效；半夏、厚朴以畅行气机，助湿宣泄。诸药合用，芳化宣上、苦温畅中、淡渗利下，以达疏利气机，宣畅三焦，分消上、中、下湿邪之效。配以陈皮理气健脾，和中除满；治湿不利小便，非其治也，伍以茯苓、泽泻淡渗利湿于下，使水道畅通，湿邪有去路。二诊时患者诸症状减轻，遂专心于降血糖，老师巧用施今墨先生降糖经验方，再根据患者症状进行加味，方中黄芪、山药和苍术、玄参，互为药对，为施今墨先生常用降糖药对，现代药理学研究亦显示四药配伍能降低血糖。2月后随访，空腹血糖：7.1mmol/L，患者上述症状未再复发。

（梁洁收集整理）

胆郁痰扰证

患者：李某，女，52岁。

主诉：口干口渴半年，加重伴疲乏无力1周。

现病史：半年前患者无明显诱因出现口干口渴，外院诊断为2型糖尿病，予二甲双胍片0.5g口服，每日1次治疗，血糖控制尚可。1周前上述症状加重，伴疲乏无力，烦躁，失眠，现为求中药调理症状，遂来门诊就诊。刻下症见：患者神志清，精神可，口干喜饮，口苦，乏力，头昏，情绪烦躁，易惊恐，烦热、坐立不安，胃胀，食纳一般，夜间辗转难眠，多梦易醒，小便色黄，大便调。舌红、边有齿痕、根部有裂纹，苔黄腻，脉弦滑稍数。

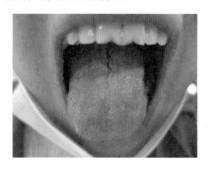

中医诊断：消渴——胆郁痰扰证。

西医诊断：2型糖尿病。

初诊处方：温胆汤合栀子豉汤加味。

半夏15g	麸炒枳实12g	竹茹30g	陈皮30g
茯苓15g	炙甘草6g	炒栀子12g	淡豆豉12g
牡蛎30g	龙骨30g	石膏20g	

7剂，每日2次，自煎，200ml口服。

一周后二诊：患者诉口干、口苦、胃胀、乏力等症状减轻，睡眠情况好转，二便正常。舌暗红、边有齿痕、根部有裂纹，苔腻稍黄，脉滑稍弦。

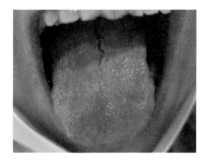

二诊处方：

半夏15g	麸炒枳实12g	竹茹30g	陈皮30g
茯苓15g	桃仁12g	红花6g	浙贝母15g
炙甘草6g			

按语：《三因极一病证方论·卷九》提及温胆汤："治大病后虚烦不得眠，此胆寒故也，此药主之。又治惊悸。"《三因极一病证方论·卷十》："治心胆虚怯，触事易惊，或梦寐不祥，或异象惑，遂致心惊胆慑，气郁生涎，涎与气搏，变生诸证，或短气悸乏，或复自汗，四肢浮肿，饮食无味，心

虚烦闷，坐卧不安。"此证为素体胆气不足，复由情志不遂，胆失疏泄，气机瘀滞，酿湿生痰，无形之痰浊内扰，胆胃不和所致。胆为清净之府，性喜静而恶烦，主决断。若胆为邪扰，失其宁谧，则胆怯易惊，气郁化痰，痰郁生热，痰热扰乱心神，则心烦不安、夜眠多梦；胆胃不和，胃失和降，则胃胀，甚则呕吐痰涎或呃逆；痰浊上蒙清窍，则可发为眩晕。温胆汤可理气化痰、清胆和胃，专为胆胃不和、痰热内扰之证所设。《伤寒论》第76条："发汗吐下后，虚烦不得眠，若剧者，必反复颠倒，心中懊侬，栀子豉汤主之。若少气者，栀子甘草豉汤主之；若呕者，栀子生姜豉汤主之。"本条论述汗吐下后，余热未尽，无形之邪留扰胸膈而成虚烦之证。烦者，热也，心烦也，一指病因为热邪所致，二指病症为热扰心神而生。患者烦热、坐立不安，夜间辗转难眠，此为火热郁蕴之象，火郁当清之、发之，故加用栀子豉汤以宣郁除烦。栀子性味苦寒，质轻，可上清宣胸膈之郁热，又可导火热下行；豆豉辛、微苦，凉，既解表宣热，又和降胃气。二药合用，清中有宣，宣中有降，为清宣胸膈郁热，以治虚烦懊侬之良方。失眠、惊悸加生牡蛎、生龙骨以重镇定惊、安神助眠；口渴加生石膏以清热生津止渴。二诊胸膈郁热已除，故去栀子、淡豆豉；舌暗红，恐有瘀血停滞之嫌，加桃仁、红花一类以通行血脉，加浙贝母以清热化痰。服药半月后随访，患者诸证消除，无其他不适。嘱患者继续糖尿病饮食，适当锻炼，规律口服降糖药物，定期检测血糖，不适门诊随诊。

（任若冰收集整理）

湿 热 证

患者：刘某，男，49岁。

主诉：发现血糖升高3年。

现病史：患者3年前发现血糖升高，于当地医院检查诊断为"2型糖尿病"，药物降糖予二甲双胍片0.5g口服，每日3次，自述血糖控制尚可。近1周自觉双下肢无力，空腹血糖：11.8mmol/L，今为求中西医结合治疗，遂来门诊就诊。刻下症见：神清，精神欠佳，乏力，头蒙，口干，双下肢困重无力，3年来体重下降15kg，腹胀，食纳欠佳，夜寐安，小便量少、色黄，大便黏腻不爽。舌胖色红，苔黄腻，脉细濡稍数。

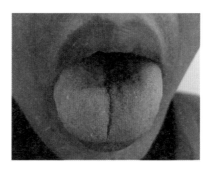

中医诊断：消渴——湿热证。

西医诊断：2型糖尿病。

初诊处方：三仁汤加味。

焯苦杏仁15g	生薏苡仁45g	白豆蔻10g	姜半夏15g
厚朴20g	淡竹叶12g	滑石20g	麸炒苍术10g
泽泻15g	陈皮30g	竹茹30g	生姜15g

7剂，每日2次，自煎，200ml口服。

一周后二诊：服药后空腹血糖改善，晨测空腹血糖7.8mmol/L，乏力、口干较前好转，仍腹胀、食欲差，小便色黄，大便正常。舌胖色红，苔厚腻稍黄，脉濡数。

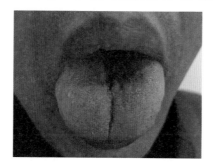

二诊处方：

焯苦杏仁10g	生薏苡仁45g	白豆蔻15g	姜半夏15g
厚朴20g	淡竹叶12g	滑石20g	麸炒苍术15g
泽泻15g	陈皮30g	竹茹30g	生姜15g
黄柏6g			

7剂，每日2次，自煎，200ml口服。

按语：《温病条辨·上焦篇》："头痛恶寒，身重疼痛，舌白不渴，脉弦细而濡，面色淡黄，胸闷不饥，午后身热，状若阴虚，病难速已，名曰湿温。汗之则神昏耳聋，甚则目瞑不欲言，下之则洞泄，润之则病深不解。长夏、深秋、冬日同法，三仁汤主之。"本方证属湿温初起，湿重热轻，卫气同病之候。肺主气属卫，湿郁卫表，清阳被阻，故头蒙，甚则头痛如裹，即叶桂所谓"湿与温合，蒸郁而蒙蔽于上，清窍为之壅塞，浊邪害清"（《外感温热论》）。湿性重着，客于肌表，故身重肢倦；湿浊中阻，津不上承，故口干而不欲饮；湿遏气机，中州运化失常，故腹胀，纳差；湿性黏腻，故排便不爽；湿热内蕴，膀胱气化不利，故小便短赤；舌苔白腻，脉细而濡，均为湿热之象。三仁汤是"湿热治肺，千古不易"理论的代表方剂，具有宣畅气机、清利湿热之功效。患者腹胀明显、食纳差，加用陈皮、竹茹、生姜，取温胆汤之意，以理气清胆和胃。二诊时，患者湿热之邪依旧，纳食差，故白豆蔻、苍术加量，以行气健脾燥湿；小便色黄，故加黄柏以清利下焦湿热。二诊服7剂后，患者诉诸证消除，无所苦。

（任若冰收集整理）

八、肥胖

脾阳虚弱、水湿内停证

患者：张某某，男，26岁。

主诉：体重增加3年余。

现病史：患者因体重增加3年来院就诊。刻下症见：面色红润，精神尚可，身形肥胖，脂肪分布对称均匀，腹壁厚实，口苦明显，口干不欲饮水，疲乏无力，怕冷，遇劳胸闷喘气，腹部胀满不适，食欲不佳，夜寐较差，多梦、易醒，大便黏腻不爽，小便调。舌淡边有齿痕，苔白腻，脉细略滑。

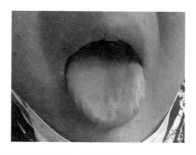

既往史：既往有高脂血症病史。

中医诊断：肥胖——脾阳虚弱、水湿内停证。

西医诊断：肥胖。

初诊处方：防己茯苓汤加味。

| 防己15g | 茯苓30g | 黄芪80g | 桂枝20g |
| 炙甘草10g | 薏苡仁80g | 淡附片20g | 荷叶40g |

一周后二诊：遇劳喘闷、乏力等减轻，怕冷不明显，腹壁柔软，体重较前有所下降。原方不变，加泽泻、白术增强健脾利水之功效。

二诊处方：

| 防己15g | 茯苓30g | 黄芪80g | 桂枝20g |

炙甘草10g　　薏苡仁80g　　淡附片20g　　荷叶40g

泽泻15g　　　白术20g

按语：《金匮要略·水气病脉证并治第十四·二十四》曰："皮水为病，四肢肿，水气在皮肤中，四肢聂聂动者，防己茯苓汤主之。"《先哲医话》云："一男子，头及两手振掉不已，得此亦二三年，腹中和，饮食如故，余谓是即仲师所谓四肢聂聂之类，投以防己茯苓汤而愈。"《方函口诀》云："一人身体肥胖，运动不如意，手足振掉，前医投桂枝、茯苓、白术、真武之类，或以为痰所为，令服导痰化痰之药，更无效者，与此方而愈。"肥胖病以脂肪壅积、超过标准体重20%以上为特征。该例患者脾阳虚衰，且活动量微，致使机体废物堆积，代谢失常，水道阻塞，水裹血闭，形成肥胖病。防己茯苓汤助阳益气，敛湿蠲饮；黄芪用量80g，以补气利水，推动体内阳气及水液运行，加薏苡仁、荷叶祛脂化饮，助防己、茯苓通调水道，推陈出新，附子温肾阳助脾阳健，故三焦畅，湿除肥减身爽，故病若失。

（张宁收集整理）

水饮上泛证

患者：李某，男，34岁。

主诉：体重增加1年余。

现病史：患者自诉近1年来体重增加明显，伴晨起口干，口苦，全身疲乏无力，胃脘部胀满。食纳不佳，睡眠不佳，多梦易醒，小便量少，大便黏腻不爽。舌淡红胖大，苔白腻，齿痕明显，脉沉滑略数。

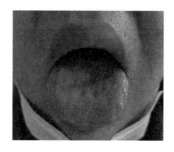

中医诊断：肥胖——水饮上泛证。

西医诊断：肥胖。

初诊处方：五苓散加味。

猪苓15g	茯苓45g	桂枝20g	白术30g
泽泻30g	山楂30g	荷叶20g	炒薏苡仁40g
黄芪60g	淡附片10g	黄芩12g	

15剂，每日2次，自煎，200ml口服。

二诊：诸症状均有所缓解，无口苦，但大便偏稀，体重下降7kg，原方略作调整，处方如下：

猪苓10g	茯苓15g	桂枝10g	白术15g
泽泻20g	荷叶20g	炒薏苡仁40g	黄芪60g
淡附片10g	干姜8g		

15剂，每日2次，自煎，200ml口服。

按语： 太阳蓄水证为太阳病诸多变证之一。《伤寒论》第71条曰："太阳病，发汗后，……若脉浮，小便不利，微热消渴者，五苓散主之。"徐灵胎《伤寒类方》也论述到："胃中干而欲饮，此无水也，与水则愈。小便不利而欲饮，此蓄水也，利水则愈。"柯韵伯在《伤寒来苏集》记："邪水凝结于内，水饮拒绝于外，既不能外输于玄府，又不能上输于口舌，亦不能下输于膀胱，此水逆所由名也。"李克绍在《伤寒解惑论》写道："五苓散证并非膀胱蓄水，而是三焦气化失职，水邪弥漫三焦。"故肥胖水湿多由于弥漫三焦所致。中医学认为饮食起居失常是形成痰湿型肥胖的主要原因，久病体虚、脏腑失和也是形成痰湿型肥胖的重要因素，可见痰湿型肥胖是由于中焦脾胃气虚，运化不及，饮食水谷不能正常转化为津液所致。其主要是由于先天禀赋不足，嗜食膏粱厚味，加之久坐久卧，外感湿邪等内外因的共同作用下，影响脾胃、三焦之功能，导致痰湿内蕴，水谷精微转变为膏脂，蓄于肌肤日久，最终形成肥胖。五苓散由泽泻、白术、猪苓、茯苓、桂枝五味中药组成，方中以泽泻为君药，能够直达肾与膀胱，利水渗湿而泄热；以茯苓、猪苓为臣药，二药淡渗利水，能够协助泽泻利水渗湿；以白术、桂枝为佐药，能够益气健脾，温阳化气。诸药合用，共奏利水渗湿、温阳化气之功效。方中再加荷叶、炒薏苡仁，以利湿消肿；淡附片以补火助阳，燃烧体内多余脂肪；黄芪补气升阳、利水消肿；再加生山楂以消脂；患者口苦，知其胆热，则加黄芩以清少阳胆热。诸药合用，共奏利水消肿、化痰祛湿的功效。二诊时患者口苦好转，大便稀，故加干姜以温胃散寒。二诊后患者诸症状明显改善。

（梁洁收集整理）

水湿内停证

患者：陆某，男，24岁。

主诉：体重增加半年余。

现病史：患者自诉近半年来体重增加明显，严重影响生活及工作，特来内分泌科门诊就诊。刻下症见：神清，精神欠佳，体型肥胖，身高175cm，体重95kg，BMI：31.02，伴口苦，乏力，稍活动即感胸闷气短，动则汗出，情绪烦躁，腹胀，食纳不佳，小便正常，大便黏腻不爽，睡眠不佳，多梦易醒。舌胖色淡、边有齿痕，苔白水滑、根部苔黄，脉滑数稍沉。

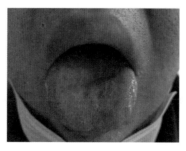

中医诊断：肥胖——水湿内停证。

西医诊断：肥胖。

初诊处方：防己茯苓汤合枳术丸加味。

防己15g	茯苓30g	黄芪60g	桂枝15g
炙甘草10g	黄柏10g	炒苍术15g	麸炒薏苡仁60g
枳实15g	白术30g	淡附片15g	细辛6g
厚朴30g	干姜7g		

7剂，每日2次，自煎，200ml口服。

嘱患者戒除烟酒，少食肥甘厚味，并适当锻炼身体。

一周后二诊：大便黏腻缓解，排便较顺畅，口苦减轻，仍感乏力，稍怕冷。舌胖色淡，苔薄水滑，脉沉濡稍数。

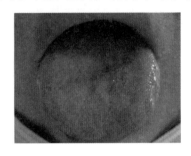

二诊处方：

防己15g	茯苓30g	黄芪80g	桂枝20g
炙甘草10g	麸炒薏苡仁80g	白术20g	淡附片20g
荷叶40g			

14剂，每日2次，自煎，200ml口服。

两周后三诊：患者诉上述症状较前明显减轻，体重减轻7kg，稍口干，小便色白清长，排尿时尿道口有涩滞感。舌胖淡红，苔薄白稍水滑，脉沉濡。

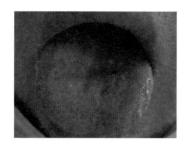

三诊处方：五苓散加味。

猪苓10g	茯苓15g	桂枝10g	泽泻20g
白术15g	荷叶20g	麸炒薏苡仁40g	黄芪60g
淡附片10g	炙甘草6g	山楂30g	

7剂，每日2次，自煎，200ml口服。

按语：《金匮要略·水气病脉证并治第十四·二十四》云："皮水为病，四肢肿，水气在皮肤中，四肢聂聂动者，防己茯苓汤主之。"本证为水气壅滞于皮肤腠理，卫阳遏郁不畅所致。脾主四肢肌肉，脾虚不能行运化之职，则水气潴留，故四肢皮腠水肿；脾阳不足，卫阳之气受阻，阴气过盛，阳欲通而阴欲阻，阴阳交争，水气相逐，故水肿之处肌肉聂聂动，如虫行皮中之状。防己茯苓汤，方性平和，而利水消肿作用较强，既能使水从小便解，又能使水从汗解，故可用于体内水饮停聚所致的肥胖症。加用麸炒薏苡仁以健脾燥湿；黄柏、炒苍术以清利下焦湿热。予大剂量黄芪可治疗胖人气虚之多汗、动则汗出。《金匮要略·水气病脉证并治第十四·三十二》曰："心下坚，大如盘，边如旋盘，水饮所作，枳术汤主之。"枳术丸中白术可健脾燥湿，枳实可破气消痞，两味药一升一降、一攻一补，故加用此方以健脾行气利饮；加用厚朴使痰浊从大便排出。

三诊中，患者症状较前明显减轻，稍口干，有小便不畅，考虑膀胱气化功能受限，故予五苓散加味。本方见于《伤寒论》第71条："太阳病，发汗后，大汗出，胃中干，烦躁不得眠，欲得饮水者，少少与饮之，令胃气和则愈。若脉浮，小便不利，微热，消渴者，五苓散主之。"《伤寒论》第72条："发汗已，脉浮数，烦渴者，五苓散主之。"本条论述太阳病若发汗太多，损耗津液，可致随饮随渴、小便不利等全身的津液耗损之证。此为化源不足影响了小便的生成，与本案患者水湿停聚之小便不利不同，但亦可用之。五苓散可内通三焦水道，外达皮肤腠理，具有通阳化气、行水散湿的作用，可用于水湿停聚所致的水肿，身重，小便不畅及心悸、吐涎沫而头眩等症，对胸闷气短、烦躁，体重超过正常值，舌苔白腻，脉滑的肥胖患者有效。若有乏力、怕冷、脉沉等阳虚之象，可加细辛以温阳、淡附片以补肾火，生发阳气，从而达到蒸腾化湿以减重的效果。山楂具有消食健脾、活血化瘀、降脂化浊的作用，能消耗脂肪，降低血脂；且其含有枸橼酸、苹果酸、抗坏血酸和蛋白质、碳水化合物等成分，对肥胖者的胃肠消化吸收有一定的调理作用，故加用之。另外，患者平素嗜食生冷，损伤脾阳，又饮酒食肉等醇厚之品，酿生痰湿，导致中焦阻滞，水饮不化，遂嘱饮食、运动干预，以顾护脾胃运化功能，且动则生阳，阳气生发有助于脾胃运化痰湿之邪，达到减重的目的。半月后回访，患者诉体重继续下降，无其他不适症状。嘱口服济生肾气丸数周后换为附子理中丸，两种中成药交替、间断服用，通过温阳健脾、补肾利水之法，达到减重的功效；继续饮食、运动干预，不适随诊。

（任若冰收集整理）

九、心悸

胆热脾寒、血虚水盛证

患者：陈某某，男，50岁。

主诉：胸闷、心慌2周。

现病史：患者因胸闷、心慌2周，前来就诊，门诊查常规心电图未见异常。刻下症见：面色红润，精神尚可，体态正常。胸部及上腹胃脘部胀闷不舒，饭后不适明显，乏力，稍有气短，右侧胁肋部吸气时疼痛，情绪烦躁，四肢肌肉酸困，劳动后更甚，口中黏膜溃疡（平素屡发，旧创未愈，新创又起），口内灼痛，影响进食，口干口苦，食欲尚可，小便浑浊、有泡沫，大便头干尾稀，夜寐可。舌淡嫩有齿痕，苔水滑，脉沉滑。

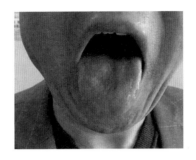

既往史：既往有脂肪肝病史。

中医诊断：心悸——胆热脾寒、血虚水盛证。

西医诊断：心脏神经官能症。

初诊处方：柴胡桂枝干姜汤合当归芍药散加味。

柴胡20g	桂枝15g	干姜15g	黄芩10g
牡蛎20g	天花粉15g	炙甘草6g	当归15g
炒白芍20g	川芎10g	炒白术15g	茯苓15g
泽泻15g	黄连6g		

7剂，每日2次，自煎，200ml口服。

一周后二诊：患者自诉服药后胸部及上腹部胀满稍有缓解，口腔溃疡消失，胁肋部疼痛稍有减轻，仍有乏力、四肢酸困、大便稀溏。遂继合用丹参饮，干姜、茯苓加量至20g。

二诊处方：

柴胡20g	桂枝15g	干姜20g	黄芩10g
牡蛎20g	天花粉15g	炙甘草6g	当归15g
炒白芍20g	川芎10g	苍术15g	茯苓20g
泽泻15g	丹参20g	檀香3g	砂仁6g

7剂，每日2次，自煎，200ml口服。

两周后三诊：胸闷、胃脘部胀满、乏力明显缓解，无胁肋部疼痛，大便较前有所好转。故去丹参饮，调整药量，继服7剂后停药。

三诊处方：

柴胡20g	桂枝15g	干姜15g	黄芩10g
牡蛎20g	天花粉15g	炙甘草6g	当归15g
炒白芍20g	川芎10g	苍术10g	茯苓20g
泽泻20g	黄柏6g	木香6g	

7剂，每日2次，自煎，200ml口服。

按语：《伤寒论》第147条曰："伤寒五六日，已发汗而复下之，胸胁满微结，小便不利，渴而不呕，但头汗出，往来寒热，心烦者，此为未解也，柴胡桂枝干姜汤主之。"患者胸部胀满、口干口渴、情绪烦躁、大便稀溏，整体属上热下寒，胆热脾寒证，与柴胡桂枝干姜汤证相符。患者平素反复出现口腔溃疡，为胆热之邪上扰于心，舌为心之苗，火热之邪循经上炎，则出现口腔溃疡，口中灼痛，故方中加用黄连以清泻心火，治疗口腔溃疡。患者自觉乏力、四肢肌肉酸困，劳动后更甚，结合舌淡嫩有齿痕、苔水滑，考虑存在血虚水盛之证，因此合用当归芍药散以养血润肝、运脾祛湿。方中柴胡主心腹肠胃中积气，饮食积聚，寒热邪气，推陈致新，与黄芩为伍除烦热而治胸胁苦满。天花粉之润合牡蛎之收能养阴解渴。黄芩苦寒，伍干姜之辛温以理微结。桂枝、甘草治气冲并兼和外。甘草、干姜理中气以复津液。川芎、当归、芍药养血润肝、和血行滞，白术、茯苓、泽泻补脾渗湿，使营卫调和、气血通畅。药证相投，疗效显著。二诊时患者仍大便稀溏，下焦寒湿较甚，遂白术改为苍术，以燥脾湿、化湿浊；病久必有瘀，久病则血滞在络，故合用丹参饮以宽胸理气、行瘀和胃止痛。方中丹参善于通血脉，散郁结，祛瘀生新，《本草纲目》称其"活血，通心包络"，《本草汇言》曰其"善治血分，去滞生新，调经顺脉之药"；檀香、砂仁以温中行气止痛。三药合用，使气行血畅，诸痛自除。三诊时患者胁肋部疼痛消失，故去丹参饮，加黄柏、木香，以健脾和胃、疏肝理气，从而药到病除。一月后随访，病人上述症状未再复发。

（张宁收集整理）

阳虚寒饮阻络证

患者白某，男，40岁。

主诉：心悸伴胸闷、气短1年，加重伴乏力1周。

现病史：患者自诉1年前无明显诱因出现心悸，伴胸闷、气短。自行口服药物（具体不详）治疗，症状有所缓解后未予重视，遂反复发作。1周前症状加重，伴疲乏无力，头晕。现为求系统治疗，故来门诊就诊。刻下症见：神志清，精神欠佳，心悸，胸闷气短，头晕，疲乏无力，晨起明显，嗜睡，怕风、怕冷，消化不良，食纳欠佳，夜寐差，小便正常，大便次数多，每日2~3次。舌质淡嫩，苔白水滑，脉沉细稍滑。心电图及心肌酶谱检查结果无异常。

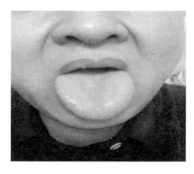

中医诊断：心悸——阳虚寒饮阻络证。

西医诊断：植物神经功能紊乱。

初诊处方：麻黄附子细辛汤合真武汤加味。

麻黄8g	黑顺片10g（先煎）	细辛6g	茯苓30g
白芍30g	白术20g	淡附片10g	生姜30g
泽泻15g	薤白20g	桂枝15g	

7剂，每日2次，自煎，200ml口服。

一周后二诊：疲乏无力、嗜睡明显缓解，苔质水滑稍减轻，现自觉咽干、口燥，合用麦门冬汤。

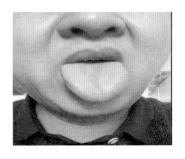

二诊处方：

麻黄8g	黑顺片10g（先煎）	细辛6g	茯苓30g
白芍30g	白术20g	淡附片10g	生姜30g
泽泻15g	炙甘草10g	薤白20g	桂枝15g
麦冬10g	党参15g	大枣10g	

7剂，每日2次，自煎，200ml口服。

按语：《伤寒论》第281条："少阴之为病，脉微细，但欲寐也。"本案患者有疲乏无力、嗜睡症状，且脉沉，属于少阴病。麻黄附子细辛汤出自《伤寒论》第301条："少阴病，始得之，反发热，脉沉者，麻黄细辛附子汤主之。"少阴病属阳虚里寒，原本不发热，今发热恶寒者，是少阴病兼有太阳表邪之故也。故用制附子内温少阴经脉，麻黄、细辛外解太阳表寒。麻黄附子细辛汤是主治少阴阳虚、外感风寒的代表方、基础方，临床应用以恶寒甚、发热轻、神疲欲寐、脉沉为辨证要点。《伤寒论》第316条："少阴病，二三日不已，至四五日，腹痛，小便不利，四肢沉重疼痛，自下利者，此为有水气。其人或咳，或小便利，或下利，或呕者，真武汤主之。"肾主水，调节全身水液代谢。少阴病迁延至四五日不愈，此为肾阳亏虚，调节水液功能失司，水寒内盛之故。肾阳虚，火不暖土，故脾阳虚，寒湿内生，则大便稀溏；水无去路，与阴寒之气相搏，浸渍肢体，则四肢困重。真武汤可温阳利水，治疗少阴病之阳虚水泛证，故合用之。此方中加泽泻，构成泽泻饮，以补脾利饮。本方出自《金匮要略·痰饮咳嗽病脉证并治第十二·二十五》："心下有支饮，其人苦冒眩，泽泻汤主之。"心下即胃脘部，苦冒眩，是指一时性神志障碍，视物旋转，眼前发黑的症状。此为胃中水饮停留，脾胃升降功能失调，浊阴上犯，清阳不能以滋润清窍之故。治用泽泻汤补脾利水，以制止饮邪上逆。《金匮要略·痰饮咳嗽病脉证并治第十二·十六》："心下有痰饮，胸胁支满，目眩，苓桂术甘汤主之。"可见苓桂术甘汤亦可治疗心下饮停之证。本案处方中正好有茯苓、桂枝、白术，诸药合用，共奏健脾渗湿、温阳化饮之功效。患者胸闷气短，故加薤白、桂枝，以温阳通痹。二诊时自诉口干咽燥，则加麦门冬汤养阴润燥。该病人因甲流后自觉口干咽燥，病虽在肺，其源在胃，盖土为金母，胃主津液，胃津不足，则肺之阴津亦亏，终成肺胃阴虚之证。肺虚而肃降失职，则咳逆上气；肺伤而不布津，加之虚火灼津，则脾津不能上归于肺而聚生浊唾涎沫，随肺气上逆而咳出，且咳唾涎沫愈甚，则肺津损伤愈重，日久不止，终致肺痿。咽喉为肺胃之门户，肺胃阴伤，津不上承，则口干咽燥，方中重用麦冬，甘寒清润，既养肺胃之阴，又清肺胃虚热。人参用党参替代，益气而生津。佐以甘草、大枣益气养胃，合党参益胃生津，胃津充足，自能上归于肺，此正"培土生金"之法，诸药配伍，则症状自除。

（梁洁收集整理）

十、胸痹

阳虚水饮阻络证

患者：金某某，男，61岁。

主诉：胸闷气短半年。

现病史：患者自诉既往行冠状动脉支架手术，头昏头晕，胸闷气短，情绪焦虑、易激动，乏力，畏寒，双下肢冰凉，口干不饮，大便1次/d。舌淡嫩，苔水滑，有裂纹，脉沉细。

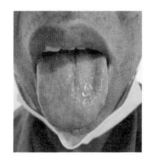

既往史：既往糖尿病，口服二甲双胍；混合痔。

中医诊断：胸痹——阳虚水饮阻络证。

西医诊断：1.冠心病；2.2型糖尿病。

初诊处方：四逆汤加味。

黑顺片20g（先煎）　　干姜10g　　炙甘草10g　　茯苓30g

白术20g　　　　　　细辛8g

3剂，每日2次，自煎，200ml口服。

一周后二诊：患者自诉胸闷气短缓解，畏寒怕冷情况好转。观其舌质，裂纹减轻，水滑苔。仍有水饮，遂加桂枝温阳化气。

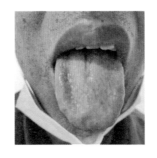

二诊处方：

茯苓30g　　　白术20g　　　细辛8g　　　黑顺片20g（先煎）

干姜10g　　　桂枝15g　　　炙甘草10g

3剂，每日2次，自煎，200ml口服。

按语：《伤寒论》第49条误下后出现身重心悸，其中指出心悸的病机为："所以然者，尺中脉微，此里虚。"尺脉主里，脉微为阳气虚弱。即阳气内虚，心失所主是心悸发生的病机。方中黑顺片大辛大热，上助心阳以通脉，中温脾阳而散寒，下补肾火而回阳，为峻补元阳，为使药。干姜辛热，温中散寒，温阳守中，回阳通脉，与附子合用，相得益彰，能增强回阳救逆之功，为臣药。炙甘草补脾阳，益肾阳，后天与先天互助，且调和药性以防姜附燥烈伤阴。诸药合用共奏温中散寒、回阳救逆之功。因患者双下肢冰凉，口干不饮，考虑有水湿；故合用茯苓、白术，有肾着汤之意。《金匮要略·五脏风寒积聚病脉证并治第十一·十六》曰："肾着之病，其人身体重，腰中冷，如坐水中，形如水状，反不渴，小便自利，饮食如故，病属下焦，身劳汗出，衣里冷湿，久久得之，腰以下冷痛，腹重如带五千钱，甘姜苓术汤主之。""甘草干姜茯苓白术汤"又名"肾着汤"。本方所治肾着病，并非肾之本脏为病，乃寒湿外袭，阳虚无以治寒，其寒痹着于腰部所致。腰者，肾之府，故以"肾着"为名。本例患者症状表现为乏力、畏寒、双下肢冰冷，符合阳虚之象，故用肾着汤加味。此方中干姜温中祛寒，茯苓淡渗利湿，二者配合，温寒渗湿，寒祛湿消；白术健脾燥湿，脾气健运，则湿去不得聚。且病人虚象明显，口干不饮，水停中焦，故用附子回阳救逆。二诊加用桂枝温阳化气，有苓桂术甘汤之意；《伤寒论》第67条："伤寒，若吐、若下后，心下逆满，气上冲胸，起则头眩，脉沉紧，发汗则动经，身为振振摇者，茯苓桂枝白术甘草汤主之。茯苓四两，桂枝三两

（去皮），白术二两，甘草二两（炙）。上四味，以水六升，煮取三升，去滓，分温三服。"《金匮要略·痰饮咳嗽病脉证并治第十二·十六》："心下有痰饮，胸胁支满，目眩，苓桂术甘汤主之。"水气病的治疗主要应采用温阳化饮、利水降冲方法，选用以茯苓、桂枝为主的一类方剂，而苓桂术甘汤则是苓桂剂的代表方。茯苓在本方中有四方面的治疗作用：一是甘淡利水以消阴，二是宁心安神以定悸，三是行肺治节之令而通利三焦，四是补益脾土以防水气上冲。桂枝的作用有三：一是补心阳以制水，二是通阳以消阴，三是下气以降冲。茯苓、桂枝相须相使，缺一不可，如果有茯苓而无桂枝，则不能化气以行津液；如果有桂枝而无茯苓，则不能利水以伐阴邪。白术协茯苓补脾崇土以制水，炙甘草助桂枝扶心阳以降冲。本方治疗以下病证，疗效较佳：冠心病、心肌梗死，常见胸闷疼痛，心悸，头晕，短气乏力，或浮肿，小便不利，并有相当一部分患者伴有明显的气上冲证；老年性慢性支气管炎、肺源性心脏病，见有胸闷憋气、咳嗽或喘、痰多稀白、面目浮肿等，如急性发作，喘逆倚息不得卧者，可先服小青龙汤，待症状缓解后再服本方调理巩固；虽非上述病证，但有明显水气病见证时，亦用本方治疗。两月后随访，患者上述症状未再复发，嘱患者服用肾气丸善后。

（周澳收集整理）

痰气互结证

患者：马某某，女，55岁。

主诉：胸闷3月余。

现病史：患者诉3月前无明显诱因出现胸闷，伴间断性头晕。现为求进一步治疗，前来我科就诊。门诊查心电图示：ST-T段改变。刻下症见：神清，精神欠佳，头晕，头痛，胸闷气短，心慌，双侧乳腺胀痛，饮食一般，心下痞满，打嗝，嗳气，夜寐差，二便调。舌淡，舌体两侧略胖大，苔薄白，脉弦滑数。患者既往高血压病史。

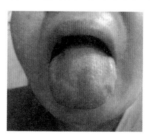

中医诊断：胸痹——痰气互结证。

西医诊断：心肌缺血。

初诊处方：旋覆代赭汤合枳实薤白桂枝汤加味。

旋覆花15g	煅赭石12g	党参10g	法半夏15g
炙甘草6g	枳实15g	薤白20g	桂枝15g
茯苓15g	厚朴15g	瓜蒌20g	丹参20g

7剂，每日2次，自煎，200ml口服。

二诊：患者诉胸闷、头晕等症状均有好转，但大便黏腻。其舌苔黄腻，边水滑。故在原方基础上调整用药，具体处方如下：

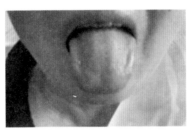

旋覆花15g	煅赭石12g	党参10g	法半夏15g
炙甘草6g	枳实12g	薤白20g	桂枝15g
茯苓15g	厚朴15g	瓜蒌20g	丹参20g
麸炒苍术10g	黄柏6g	薏苡仁30g	

7剂，每日2次，自煎，200ml口服。

按语：旋覆代赭汤出自东汉张仲景《伤寒论》第161条："伤寒发汗，若吐若下，解后心下痞硬，噫气不除者，旋覆代赭汤主之。"书中所载原方："旋覆花三两，人参二两，生姜五两（切），代赭石一两，大枣十二枚（擘），甘草三两（炙），半夏半升（洗）。"此方具有降逆化痰、益气和胃的功效，主治胃虚痰阻证。症见噫气频作，心下痞，反胃呕吐，吐涎沫，舌苔白滑，脉弦而虚。《金匮要略·胸痹心痛短气病脉证治第九·五》载："胸痹心中痞，留气结在胸，胸满，胁下逆抢心，枳实薤白桂枝汤主之。"

此方具有通阳行气，宽胸化痰的功效。主治胸痹心中痞，留气结在胸，胸满，胁下逆抢心之气郁痰阻胸痹证。胸痹是由于正气亏虚，饮食、情志、寒邪等所引起的以痰浊、瘀血、气滞、寒凝痹阻心胸，以膻中或左胸部发作性憋闷、疼痛为主要临床表现的一种病证。患者诉胸闷，整体审查，知其脾胃正气受损，运化功能失司，痰饮内生，停留心下，则见心下痞硬；痰气中阻，胃失和降，而冲气上逆，故噫气不除，属旋覆代赭汤证。痰浊阻塞，气滞不通，留气结在胸，胸满、胸闷气短或心慌，宜枳实薤白桂枝汤；病位向下扩展，致肝失疏泄、胃失和降，肝胃之气又反而向上冲逆，可出现眩晕、头痛、心下胃脘痞塞感、乳房胀痛等。辨证为痰气互结证，方选旋覆代赭汤合枳实薤白桂枝汤。两方合用以理气化痰、通阳散结，若痰气交阻日久则见血行不长致血瘀，合丹参兼以化瘀；腹胀明显，故加厚朴以宽肠下气。二诊时见大便黏腻，舌苔黄腻，知其日久郁而化热，湿热在下，合四妙散以清利湿热，给邪以出路，疗效甚佳。

（朱玉梅收集整理）

痰瘀互结证

患者：杨某某，男，64岁。

主诉：胸闷2月余。

现病史：患者自诉2月前无明显诱因出现胸闷，后背疼痛，门诊查心电图ST段压低。刻下症见：精神一般，短气乏力，痰多，便秘，睡眠不佳，血压控制不稳定，胸痛。舌质苍老，苔黄厚腻，边有齿痕，脉弦滑。

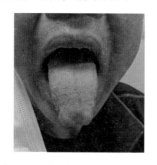

中医诊断：胸痹——痰瘀互结证。

西医诊断：冠心病。

初诊处方：大柴胡汤合桂枝茯苓丸加味。

柴胡25g	枳实12g	半夏15g	黄芩10g
炙甘草6g	大黄3g	桂枝20g	茯苓20g
桃仁12g	赤芍20g	牡丹皮15g	生姜12g
薤白30g	瓜蒌30g	厚朴15g	干姜5g

7剂，每日2次，自煎，200ml口服。

一周后二诊：胸闷缓解，气短好转，失眠缓解，痰多减轻，便秘缓解。故大柴胡汤改成小柴胡。其余不变。

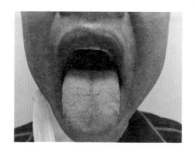

二诊处方：

柴胡25g	半夏15g	党参15g	黄芩10g
生姜10g	大枣10g	桂枝20g	茯苓20g
桃仁12g	赤芍20g	牡丹皮15g	薤白30g
瓜蒌30g	厚朴15g	干姜5g	

7剂，每日2次，自煎，200ml口服。

按语：《金匮要略·胸痹心痛短气病脉证并治第九·二》："平人无寒热，短气不足以息者，实也。"正是说冠心病（胸痹心痛）以实证多见，患者舌质苍老、便秘、痰多、苔黄厚腻、边有齿痕、脉弦滑，亦说明此为实证。《伤寒论》103条"呕不止，心下急，郁郁微烦者，为未解也，与大柴胡汤下之则愈"；136条"伤寒十余日，热结在里，复往来寒热者，与大柴胡汤"；165条"心中痞硬，呕吐而下利者，大柴胡汤主之"。《金匮要略·腹满寒疝宿食病脉证并治第十·十二》："按之心下满痛者，此为实也，当下之，宜大柴胡汤。"通过以上条文，不难发现仲景笔下的大柴胡汤的主治病位是在心下，即心下按之不适，有抵触感、饱胀感。而桂枝茯苓丸是古代的下死胎方，《金匮要略·妇人妊娠病脉证并治第二十·二》："妇人宿有癥病，经断未及三月，而得漏下不止。"该方在妇科疾病中应用广泛，周凤梧先生根据临床经验用其治疗经闭、痛经、难产、死胎不下、产后恶露不行、败血上攻，以及子宫肌瘤、子宫息肉、卵巢囊肿、盆腔炎块等，为经典的活血化瘀方，且此患者心电图提示心肌供血不足，应有瘀血阻络的情况，应活血化瘀，故此患者用大柴胡汤合桂枝茯苓丸治疗，大柴胡汤合桂枝茯苓丸也是胡希恕老先生治疗冠心病的经验方。大柴胡汤可泻半表半里诸脏器之邪热，并有疏泄和攻下里实的作用，心下急、心下满痛、心中痞硬、呕吐下利，都为气机被邪热、水饮郁阻不通的急迫感觉，应给予大柴胡汤和解少阳、攻逐阳明。且桂枝茯苓丸功效为活血化瘀，瘀血得以排出。二方合用，可使邪热及瘀血及时排出，效如桴鼓。且"胸痹不得卧，心痛彻背者，瓜蒌薤白半夏汤主之"。故此方合瓜蒌薤白半夏汤加味通阳散结止痛、化痰浊。二诊上述症状好转，故改用力量稍弱的小柴胡汤，用以疏解少阳，巩固疗效。两月后随访，患者上述症状未再复发。

（周澳收集整理）

十一、虚损

脾阳虚弱、湿热壅滞证

患者：蔡某，男，39岁。

主诉：夜间胸闷不适1月，加重3d。

现病史：患者诉1月前无明显诱因出现夜间胸闷不适，休息后缓解。3d前患者症状加重，夜间胸闷频发，故今日来我科就诊。门诊查心电图示：窦性心率，大致正常心电图。刻下症见：神志清，精神尚可，胸闷不适，伴口干，疲乏无力，食纳欠佳，夜寐安，大便黏腻，小便色黄。舌红、边有齿痕，苔黄腻，脉滑数略浮。

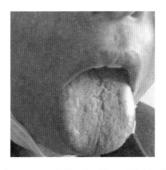

中医诊断：虚损——脾阳虚弱、湿热壅滞证。

西医诊断：植物神经功能紊乱。

初诊处方：三仁汤合四妙散加味。

苦杏仁15g	生薏苡仁45g	白豆蔻10g	姜半夏15g
厚朴20g	小通草10g	淡竹叶15g	滑石20g
苍术10g	黄柏6g	川牛膝10g	瓜蒌20g

3剂，每日2次，自煎，200ml口服。

二诊：患者胸闷症状明显好转，偶有口干，伴鼻咽部干痒。舌红苔黄，脉浮滑略数。遂在原方基础上调整用药，具体处方如下：

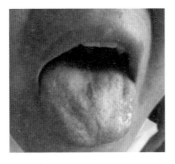

苦杏仁15g	生薏苡仁45g	白豆蔻10g	姜半夏15g
厚朴20g	小通草10g	淡竹叶15g	滑石30g
苍术10g	黄柏10g	川牛膝10g	生石膏30g
炒苍耳子10g	辛夷10g	蝉蜕10g	

5剂，每日2次，自煎，200ml口服。

二诊后诸证缓解，原方继服3剂以巩固疗效。

按语：三仁汤源自吴鞠通《温病条辨》，原文曰："头痛恶寒，身重疼痛，舌白不渴……长夏、深秋、冬日同法，三仁汤主之。"本方有"宣上、畅中、渗下"之功用。中医认为湿邪重着、黏滞，湿浊困脾，易伤阳气。三仁汤为祛湿温之首方，具有清热利湿、宜畅湿浊的功效。症见湿温初起，头痛恶寒，身重疼痛，舌白不渴，脉弦细而濡，面色淡黄，胸闷不饥，午后身热。四妙散见于《成方便读》一书，由苍术、黄柏、川牛膝、薏苡仁四味药组成。方中苍术燥湿健脾，黄柏走下焦除肝肾之湿热，生薏苡仁祛湿热而利筋络，川牛膝引诸药之力下行。主治湿热下注之证。患者就诊时值长夏，长夏季节易发湿邪，湿为阴邪，易损伤阳气，阻遏气机，湿性黏滞，缠绵难愈，久而化热，则成湿热壅滞，属三仁汤证。湿热之邪侵及人体，留滞于脏腑经络，阻遏气机，使气机升降失常，经络阻滞不畅，故常出现胸闷脘痞、小便短涩、色黄、大便黏腻不爽等症。辨证为湿热壅滞三焦，治宜清利湿热。用三仁汤合四妙散以清利湿热，患者胸闷不适，加瓜蒌以宽胸理气。二诊时患者胸闷症状明显好转，去瓜蒌；诉鼻咽部干痒不适，加炒苍耳子、辛夷、蝉蜕以清利咽窍；仍有口干，加生石膏以清热生津。后诉症状无复发。

（朱玉梅收集整理）

十二、胆胀

肝郁气滞、湿困脾胃证

患者：赵某某，女，40岁。

主诉：右上腹胀痛不适3d。

现病史：患者自诉3d前无明显诱因出现右上腹胀痛不适，门诊查肝胆彩超示：慢性胆囊炎。刻下症见：面色萎黄，形体消瘦，精神不振，体态正常。右侧胁肋部疼痛阵作，胀满不适，口干口苦，食欲欠佳，厌食油腻、辛辣，情绪烦躁，带下量多，色白无异味，夜寐不安，小便不利，大便黏腻，1次/d。舌苔薄黄，芒刺，脉弦略数。

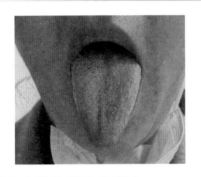

既往史：既往有慢性胆囊炎病史。

中医诊断：胆胀——肝郁气滞、湿困脾胃证。

西医诊断：慢性胆囊炎。

初诊处方：四逆散合当归芍药散加味。

柴胡20g	枳实15g	白芍30g	炙甘草10g
当归10g	川芎6g	白术15g	茯苓20g
泽泻15g	薏苡仁45g	败酱草30g	

7剂，每日2次，自煎，200ml口服。

一周后二诊：右侧胁肋部疼痛减慢，转为隐隐作痛，口苦得平，心烦，带下量多、色白，小便不利。调整用药，加苍术、淡竹叶以燥湿健脾、清心除烦。

二诊处方：

柴胡20g	枳实15g	白芍30g	炙甘草10g
当归10g	川芎10g	白术15g	茯苓20g
泽泻15g	薏苡仁45g	败酱草30g	苍术10g
淡竹叶15g			

7剂，每日2次，自煎，200ml口服。

按语：《伤寒论》第318条："少阴病，四逆，其人或咳，或悸，或小便不利，或腹中痛，或泄利下重者，四逆散主之。"《金匮要略·妇人杂病脉证并治第二十二·十七》："妇人腹中诸疾痛，当归芍药散主之。"慢性胆囊炎病因虽多但胆汁排泄不畅是最重要的因素，故治疗胆囊炎以提高胆汁的排泄率为关键。中医认为胆为中精之府，内藏精汁，胆又为六腑之一，以降为顺，以通为用。而肝居胁下，胆附于肝，互为表里，经脉同布胁肋，且胆汁为肝之余气所化，肝气条达，胆汁才能正常分泌与排泄，如遇情志不畅，饮食不节，过食油腻或虫积，均可导致肝郁气滞，肝胆湿热壅阻，影响肝的疏泄和胆的通降，使胆汁排泄不畅，造成气阻络痹而发生胁痛。故张景岳说：胁痛本属肝胆二经，以二经皆循胁肋故也。肝郁解才能胆汁利，所以疏肝解郁是治疗胁痛最基本和最常用的方法。四逆散方源自《伤寒论》，《伤寒大白》曰："疏通肝胆血脉，调和胃家中气，清热。"方中炙甘草甘温益气，柴胡透邪升阳以疏郁，枳实下气破结，与柴胡合而升降调气芍药益阴养血，四味配伍，使邪去郁解，气血调畅。当归芍药散主治肝脾不调之腹痛。若脾虚湿郁，而为肝木所乘，气血壅滞，可致腹中疠痛。本案例即为肝气乘脾所致，故其治当抑木扶土并举，理气祛湿兼施。当归芍药散主用芍药，其量最大，柔肝止痛。当归、川芎调理气血；再用白术健脾扶土，茯苓、泽泻利水渗湿，薏苡仁、败酱草清热利湿、散结消瘢。全方攻补兼施，疗效显著。两月后随访，患者上述症状未再复发。

（张宁收集整理）

十三、痤疮

胆热脾寒、血虚水盛证

患者：黄某某，女，41岁。

主诉：面部丘疹1月余。

现病史：患者自诉颜面部多发粉红色丘疹，瘙痒明显，伴失眠，口干口苦，平素情绪烦躁，怕冷，饮食欠佳，大便偏稀，小便正常，白带量多。舌红淡胖，苔水滑，脉沉细数。

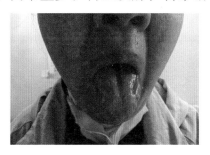

中医诊断：痤疮——胆热脾寒、血虚水盛证。

西医诊断：粉刺。

初诊处方：柴胡桂枝干姜汤合当归芍药散加味。

柴胡20g	桂枝15g	干姜10g	黄芩10g
牡蛎20g	天花粉20g	当归15g	白芍20g

| 川芎6g | 白术15g | 泽泻12g | 合欢花15g |
| 连翘20g | 皂角刺15g | | |

7剂，每日2次，自煎，200ml口服。

一周后二诊：患者自诉面部粉红色丘疹明显减少，白带量较前减少。现口苦口干，晨起明显，夜间出现阵发性烦热，伴入睡困难，大便正常，月经量少，经期腰痛明显。舌红，苔薄白，脉弦细。

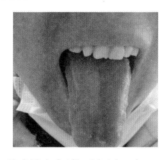

二诊处方：小柴胡汤合脊瓜汤加味。

柴胡20g	党参20g	半夏15g	黄芩10g
炙甘草6g	狗脊10g	杜仲20g	续断15g
牛膝15g	桑寄生20g	栀子15g	淡豆豉15g
牡蛎30g	远志10g	木瓜10g	

7剂，每日2次，自煎，200ml口服。

2月后随访：患者自诉颜面部粉红色丘疹基本消退，大便成形，每日1次，睡眠明显好转，入睡快，经期腰痛缓解。嘱患者坚持服用中成药——金匮肾气丸，调补善后，进一步改善腰痛症状。

按语：《伤寒论》第147条："伤寒五六日，已发汗而复下之，胸胁满微结，小便不利，渴而不呕，但头汗出，往来寒热，心烦者，此为未解也，柴胡桂枝干姜汤主之。"患者颜面部多发粉红色丘疹，伴口苦，情绪烦躁，大便偏稀，为上热下寒、胆热脾寒证，故予以柴胡桂枝干姜汤，以和解少阳兼以散脾寒。方中柴胡、黄芩解少阳经邪，清少阳腑热，舒少阳气郁；天花粉生津止渴兼以除烦；桂枝配干姜通阳化阴，干姜配甘草以温补脾阳、散中焦之寒。当归芍药散出自《金匮要略》，为治疗妇人肝脾失调、血滞湿阻之常用方，患者平素白带量多，多考虑血虚水盛、水湿下注，故合用当归芍药散以健脾利湿、养血调肝。方中白芍合当归、川芎调肝养血，和气血；白术健脾燥湿，配合茯苓、泽泻渗湿利水。少阳枢机不利，郁而化热化火，火热之邪从内而发，故出现颜面部粉红色丘疹，因此方中加用连翘、皂角刺以清热解毒，全方既清少阳胆热的同时又能清解皮肤湿热毒邪，改善颜面部痤疮，佐以合欢花调畅情志。二诊患者口苦明显，月经量少，经期腰痛，予以小柴胡汤合脊瓜汤加味。人体内垂体、甲状腺、扁桃体、子宫附件以及男性的前列腺均在身体的两侧，均属于半表半里，故中医治疗月经不调多从半表半里考虑，结合患者舌脉，予以小柴胡汤加味。《伤寒论》中曰："少阳之为病，口苦，咽干，目眩也。""伤寒四五日，身热恶风，颈项强，胁下满，手足温而渴者，小柴胡汤主之。"脊瓜汤是国医大师吕仁和教授的经验方，可用来治疗多种腰痛，源于清代景东旸《嵩崖尊生全书》中的立愈汤，用于治疗一切腰痛。原文论曰："若夫腰引项脊，尻背如重状……须温散。"经过不断实践，在原药物组成中加入桑寄生与木瓜，将此方更名为脊瓜汤。经期腰痛考虑肾精亏虚，肾为腰之腑，脊瓜汤能够补益肝肾、舒筋活络，木瓜、狗脊、桑寄生、续断、牛膝五味中药合用共奏补肝肾、强筋骨之效。《伤寒论》第96条："伤寒五六日中风，往来寒热，胸胁苦满，嘿嘿不欲饮食，心烦喜呕，或胸中烦而不呕……或不渴，身有微热，或咳者，小柴胡汤主之。"邪在少阳，经气不利，郁而化热，热郁胸膈，故出现夜间阵发性烦热，合用栀子豉汤以清热除烦，牡蛎、远志安神定志，改善睡眠，因此临床疗效显著。

（何玉晶收集整理）

太阳阳明合病

患者：闫某某，女，36岁。

主诉：口周起痘1年。

现病史：患者自诉口周起痘1年，反复发作。刻下症见：精神一般，自觉乏力，汗少，手脚冰凉，情绪烦躁，睡眠不佳，月经周期基本规律，白带多，色黄。舌红无苔，脉浮细数。

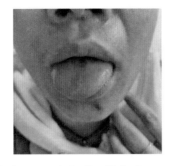

中医诊断：痤疮——太阳阳明合病。

西医诊断：痤疮。

初诊处方：葛根汤加味。

葛根45g	炒苦杏仁15g	蜜桑白皮30g	赤小豆20g
连翘30g	炙甘草10g	白芍20g	麻黄12g
桂枝15g			

7剂，每日2次，自煎，200ml口服。

一周后二诊：患者自诉症状明显好转，原方不变，继服7剂巩固疗效。

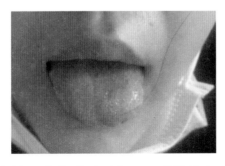

按语：《素问·生气通天论》曰："劳汗当风，寒薄为皶，郁乃痤。"《杂病源流犀烛》曰："粉刺属肺，总皆血热滞而不

散之故。"由此可见，肺主皮毛，痤疮与肺关系密切，为太阳病。而从经脉循行来看，阳明经贯颊、循行头面，阳明经为多气多血之经，阳明经气受阻，血行不畅，脉道堵塞，郁而化热，热瘀血结，蕴阻肌肤，发于头面，则形成痤疮。故考虑此患者为太阳阳明合病而发，故选用葛根汤加味。《神农本草经》载其葛根"味甘平，主消渴，身大热……解诸毒"，既可疏通经络、调畅经脉血气，又能润燥生津、清解阳明气分之热，有双解之效。《伤寒论》第31条："太阳病，项背强几几，无汗恶风，葛根汤主之。"第32条："太阳与阳明合病者，必自下利，葛根汤主之。"患者汗少、乏力、舌红少苔、口唇反复起痘，提示有热。其病机为痤疮风寒外侵、内热郁闭，加用连翘、赤小豆，有麻黄连翘赤小豆汤之意。麻黄连翘赤小豆汤出自《伤寒论》第262条："伤寒，热瘀在里，身必黄，麻黄连轺（翘）赤小豆汤主之。"有解表散邪、清热利湿退黄之效；而葛根汤有发汗解肌、生津舒筋功效。两方合用，故而疗效迅速。两月后随访，患者面部痤疮未再复发。

（周澳收集整理）

十四、蛇串疮

正虚邪恋证

患者：罗某某，男，45岁。

主诉：右侧腰胁肋部麻木疼痛2周余。

现病史：患者自诉2周前右侧腰胁肋部出现聚集性水泡，灼烧疼痛。经治疗后水泡消失，但其发作部位仍然疼痛，放射样疼痛。刻下症见：右侧腰胁肋部可见疱疹，已大部分结痂，皮肤感觉过敏。舌淡嫩，苔白，脉涩。

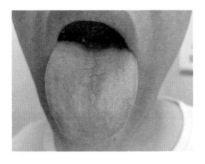

中医诊断：蛇串疮——正虚邪恋证。

西医诊断：带状疱疹神经痛。

初诊处方：四逆散加味。

柴胡15g	炙甘草10g	枳壳15g	炒白芍15g
赤芍15g	瓜蒌10g	红花3g	茜草8g
延胡索10g	干姜10g	郁金15g	

5剂，每日2次，自煎，200ml口服。

一周后二诊：患者自诉疼痛缓解，故原方不变，加乳香、没药、桔梗。

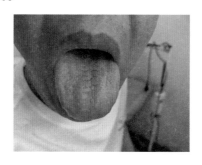

二诊处方：

柴胡15g	炙甘草10g	枳壳15g	炒白芍15g
赤芍15g	瓜蒌10g	红花3g	茜草8g
延胡索10g	干姜10g	郁金15g	乳香8g
没药8g	桔梗15g		

5剂，每日2次，自煎，200ml口服。

按语：带状疱疹神经痛为带状疱疹的后遗症，其病机多因肝郁脾虚，湿、热、瘀、毒凝聚经络所致，故其病迁延难愈。现代医学认为此病是由水痘-带状疱疹病毒引起的急性感染性皮肤病。对此病毒无免疫力的儿童被感染后，发生水痘。部分患者被感染后成为病毒携带者而不发生症状。由于病毒具有亲神经性，感染后可长期潜伏于脊髓神经后根神经节的神经元内，当抵抗力低下或劳累、感染、感冒时，病毒可再次生长繁殖，并沿神经纤维移至皮肤，使受侵犯的神经和皮肤产生强烈的炎症。皮疹一般有单侧性和按神经节段分布的特点，有集簇性的疱疹组成，并伴有疼痛；年龄愈大，神经痛愈重。本病好发于成人，春秋季节多见，发病率随年龄增大而呈显著上升，且好发于身体两侧（单侧），属于中医少阳经循行路线；四逆散平调少阳（既不像小柴胡汤偏于补，又不似大柴胡偏于攻），可调畅气机、疏通经脉。四逆散出自《伤寒论》，为和解剂，有调和肝脾、透邪解郁、疏肝理脾的功效。吴昆《医方考·卷一》："少阴病四逆者，此方主之。此阳邪传至少阴，里有热结，则阳气不能交接于四末，故四逆而不温。用枳实所以破结气而除里热，用柴胡所以升发真阳而回四逆，甘草和其不调之气，芍药收其失位之阴。是证也，虽曰阳邪在里，慎不可下，盖伤寒以阳为主，四逆有阴进之象。若复用苦寒之药下之，则阳益亏矣，是在所忌。论曰：诸四逆者，不可下之。盖谓此也。"汪切庵《医方集解》："此足少阴药也。伤寒以阳为主，若阳邪传里而成四逆，有阴进之象，又不敢以苦寒下之，恐伤其阳。经曰：诸四逆者，不可下也。故用枳实泄结热，甘草调逆气，柴胡散阳邪，芍药收元阴，用辛苦酸寒之药以和解之，则阳气散布于四末矣。此与少阳之用小柴胡意同。有兼证者，视证加味为治。"成无己《注解伤寒论·卷六》："四逆者，四肢不温也。伤寒邪在三阳，则手足必热；传到太阴，手足自温；至少阴则邪热渐深，故四肢逆而不温也；及至厥阴，则手足厥冷，是又甚于逆。四逆散以散传阴之热也。"《黄帝内经》曰："热淫于内，佐以甘苦，以酸收之，以苦发之。枳实、甘草之甘苦，以泄里热；芍药之酸，以收阴气；柴胡之苦，以发表热。"《伤寒论》第318条："少阴病，四逆，其人或咳，或悸，或小便不利，或腹中痛，或泄利下重者，四逆散主之。"本证虽为少阴病，四肢厥逆，但并不是少阴寒化证，而是肝胃气滞，阳气内郁不能外达四肢，其四肢厥逆亦较轻浅，故用四逆散透邪解郁、疏肝理脾。瓜蒌红花汤为治疗带状疱疹的特效方，出自明代孙一奎的《医旨绪余》，其作用为行气活血、化瘀止痛。瓜蒌去痰湿，红花去瘀血；配合延胡索、茜草活血止疼；干姜性走窜配合四逆散引药入肝胆。怪病多痰，久病必瘀，祛痰和化瘀，是治疗慢性病疑难杂症的两条很好的思路。二诊加桔梗，《神农本草经》桔梗条曰："主治胸胁痛如刀刺。"与乳香没药同用，有明显止痛作用；且桔梗与原方中枳实呈升降气机，一升一降，通调气机。诸药合用，疗效迅速。

（周澳收集整理）

十五、狐惑病

寒热错杂证

患者：康某，女，36岁。

主诉：间断性口腔溃疡2年，加重2周。

现病史：患者诉自2年前行子宫切除术后，每半月复发一次口腔溃疡，因疼痛感强烈而影响进食，数周不愈，伴下颌起痘。应用养阴生肌散外涂，或黄连解毒片、牛黄解毒丸等内服治疗，效果欠佳。本次就诊前2周，食用辛辣刺激的食物后再次发作。现为求系统诊治，特来门诊就诊。刻下症见：神清，精神欠佳，口腔颊侧多发溃疡，成片状散在分布，中央色红凹陷，周边有淡红色水肿带，下颌痤疮，色红、压之有略微痛感，情绪烦躁，口干口渴，腹胀，食纳差，夜寐欠安，二便正常，饮酒或使用辛辣食物后易腹泻。舌红、中有裂纹，苔白稍腻，舌下脉络迂曲，脉弦细稍数。

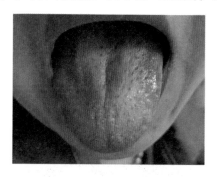

中医诊断：狐惑病——寒热错杂证。

西医诊断：口腔溃疡。

初诊处方：甘草泻心汤加味。

| 甘草20g | 姜半夏15g | 黄连6g | 黄芩10g |
| 党参10g | 大枣10g | 生地30g | |

7剂，每日2次，自煎，200ml口服。

一周后二诊：口腔溃疡好转，溃疡面积减小，数量减少，下颌痤疮好转，仍口干、心烦不寐。舌紫暗，舌下脉络迂曲，脉弦细数。

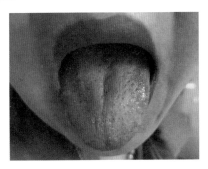

二诊处方：

生石膏 20g	生蒲黄 15g	玄参 15g	生地 20g
甘草 20g	姜半夏 15g	黄连 6g	黄芩 10g
党参 10g	大枣 10g		

7剂，每日2次，自煎，200ml口服。

两周后三诊：口腔溃疡明显好转，下颌仍有痤疮，伴色素沉着，大便稍干。舌淡暗，苔白稍腻，脉弦细。

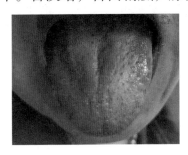

三诊处方：

生石膏 20g	生蒲黄 15g	玄参 15g	生地 10g

甘草20g　　　姜半夏15g　　　黄连6g　　　　黄芩10g

党参10g　　　大枣10g　　　　大黄5g

7剂，每日2次，自煎，200ml口服。

按语：《金匮要略·百合狐惑阴阳毒病脉证治》第10条记载："狐惑之为病，状如伤寒，默默欲眠，目不得闭，卧起不安，蚀于喉为惑，蚀于阴为狐，不欲饮食，恶闻食臭。其面目乍赤、乍黑、乍白。蚀于上部则声喝，甘草泻心汤主之。"狐惑病由感受湿热虫毒所致，正如赵以德在《金匮方论衍义》所言："狐惑病，谓虫蚀上下也……盖因湿热久停，蒸腐气血而成瘀浊，于是风华所腐为虫矣。"认为因湿热久停，正气受损，湿热上蒸，伤及气血，化腐而致咽喉或前后二阴糜烂。此案患者的病位在上，故叫惑；若病位在下者，叫狐。临床上因二者常同时出现，故称狐惑病。本病初期，湿热内蕴，向上熏蒸，营卫运行不畅，则出现类似太阳病之发热恶寒，身痛等症；气血营卫失调，面目出现短暂变幻无常，则见乍赤、乍黑、乍白；神明内扰，则默默欲眠、目不得闭、卧起不安；脾胃运化不行，则食纳差，甚则恶闻食臭。应用甘草泻心汤以清热化湿，杀虫解毒。《伤寒论》第158条："伤寒，中风，医反下之，其人下利日数十行，谷不化，腹中雷鸣，心下痞硬而满，干呕，心烦不得安，医见心下痞，谓病不尽，复下之，其痞益甚，此非结热；但以胃中虚，客气上逆，故使硬也，甘草泻心汤主之。"此条论述太阳之伤寒或中风，误用下法，重伤脾胃，外邪乘虚入里，导致中焦正邪交争、寒热错杂之象，不可误以为胃肠实热阻结，而再用攻下之法，应用甘草泻心汤和中消痞。本案例患者所得为复发口腔溃疡，治疗多从火邪熏蒸于上论治，"热者寒之"，在治疗药物方面多为清热泻火、凉血解毒之苦寒药。患者青年女性，因平素饮食寒热失调，导致脾胃内伤，脾开窍于口唇，中焦升降失常蕴生之邪热、虚火及痰湿，熏蒸上部包括口腔，故发为口疮，面部痤疮；中焦运化不行、气机壅滞，则腹胀、易腹泻；邪热郁内，热扰心神，则情绪烦躁、夜寐不安；热伤津液，则口干口渴；患者平素情绪烦躁，肝郁久而生热，热甚伤阴，则表现为舌质红瘦；久病必有瘀，故舌下络脉瘀曲。观其脉证，此乃寒热错杂，故以平调阴阳寒热、清热活血解郁为治疗大法，以甘草泻心汤来调理中焦寒热之失常。本方由半夏泻心汤加重甘草用量而成。甘草为君药，以补中缓急，使胃虚得补，下利得缓，适用于脾胃虚弱、中焦升降失司、气机痞塞之消化道症状。二诊时可见口腔溃疡及痤疮好转，仍有下颌皮肤色素沉着、心烦不寐、口干等症状，且舌质瘀，故加用玄参、蒲黄等药，以清热养阴化瘀，继服6剂后余症皆消。凡有诸内者必形之诸外，对于面部痤疮而言，不能只局限于局部皮损，而是要调节整体之阴阳和寒热，以求疾病自愈，达到事半功倍的效果。一月后随访，患者诉口腔溃疡及痤疮再无复发。

（任若冰收集整理）

十六、不寐

气阴两虚证

患者：郭某某，女，53岁。

主诉：失眠1月余。

现病史：患者自诉失眠1月余，夜间多梦易醒，伴汗出，乏力，情绪烦躁，平素悲伤易哭，难以控制，小便频数，淋漓不尽，大便正常。舌淡紫，少苔，脉沉细涩。

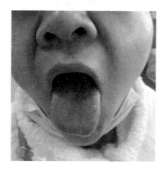

中医诊断：不寐——气阴两虚证。

西医诊断：失眠。

初诊处方：参芪地黄汤合青蒿鳖甲汤加味。

生地30g	党参15g	黄芪30g	山药20g
山萸肉20g	茯苓15g	牡丹皮15g	泽泻15g
青蒿10g	鳖甲20g	知母10g	丹参15g
合欢花15g			

7剂，每日2次，自煎，200ml口服。

一周后二诊：患者诉情绪烦躁症状较前好转，但夜间仍多梦易醒、入睡困难，小便次数减少但淋漓不尽，自觉疲乏无力，大便正常。舌淡暗，苔薄白，脉沉细数。

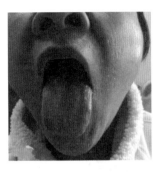

二诊处方：原方基础上加牡蛎、珍珠母、砂仁。

生地30g	党参15g	黄芪30g	山药20g
山萸肉20g	茯苓30g	丹皮15g	泽泻15g
青蒿10g	鳖甲20g	知母10g	丹参15g
牡蛎30g	合欢花15g	珍珠母30g	砂仁6g

7剂，每日2次，自煎，200ml口服。

2月后随访：患者诉失眠症状较前明显好转，小便次数减少，排便顺畅，无淋漓不尽的症状。

按语：参芪地黄汤是由六味地黄汤加党参、黄芪而成，中医认为"肾主藏精，为封藏之本，受五脏六腑之精而藏之"，本方以六味地黄丸为基础方滋养肾阴，合黄芪以益气健脾、固摄精微，党参增强补气。《金匮要略·血痹虚劳病脉证并治第六·十五》中记载："虚劳腰痛，少腹拘急，小便不利者，八味肾气丸主之。"肾之封藏失司，膀胱气化功能失常，故患者出现小便频数、淋漓不尽的症状。参芪地黄汤既能益气养阴，又能滋肾健脾、固摄精微，故可缓解患者小便频数、淋漓不尽的症状。不寐之病因为肾虚不藏，阳不入阴。参芪地黄汤为脾肾气阴双补之方，可以有效缓解疲劳，恢复肾的潜藏功能，阳气能藏于肾，则失眠可愈，人体卫阳之气，日行于表，而夜入于里。阴分本有伏热，阳气入阴则助长邪热，故身热夜甚、入睡困难。方中鳖甲咸寒，直入阴分，滋阴退热；青蒿苦辛而寒，其气芳香，清热透络，引邪外出。两药相配，滋阴清热，内清外透，使阴分伏热宣泄而解。即如吴瑭自释："此方有先入后出之妙，青蒿不能直入阴分，有鳖甲领之入也；鳖甲不能独出阳分，有青蒿领之出也。"生地甘寒，滋阴凉血；知母苦寒质润，滋阴降火，共助鳖甲以养阴退虚热。牡丹皮辛苦性凉，泄血中伏火。方中加用丹参以活血化瘀，合欢皮以宁心解郁。诸药合用，共奏养阴透热之功，使阳入于阴，改善睡眠。二诊患者小便频数症状好转，但失眠仍未有明显改善，故加大茯苓用量，以健脾宁心安神；同时加用牡蛎、珍珠母以重镇安神，砂仁以化湿温脾止泻。诸药合用，症状悉除，临床效果较佳。

（何玉晶收集整理）

痰热内扰证

患者：潘某，男，54岁。

主诉：失眠1周。

现病史：患者诉1周前无明显诱因出现失眠，为求进一步诊疗，前来我科就诊。刻下症见：神清，精神欠佳，入睡困难，夜睡梦多，伴头晕头痛，身热多汗，口干口苦，偶尔情绪烦躁、闷闷不乐，食纳差，时胸闷气短，小便色黄，大便偏稀。舌尖红，舌中有裂纹，苔白厚腻，脉濡数。

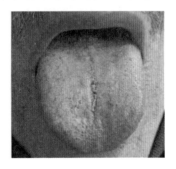

中医诊断：不寐——痰热内扰证。

西医诊断：睡眠障碍。

初诊处方：黄连温胆汤合小柴胡汤加味。

法半夏15g	竹茹30g	麸炒枳壳15g	陈皮30g
茯苓20g	黄连6g	炙甘草6g	柴胡20g
党参10g	黄芩10g	珍珠母30g	

7剂，每日2次，自煎，200ml口服。

二诊：患者失眠等症状均有所好转，仍有口干口苦，夜睡易惊。遂于原方中加磁石，处方如下：

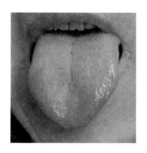

法半夏15g	竹茹30g	麸炒枳壳15g	陈皮30g
茯苓20g	黄连6g	炙甘草6g	柴胡20g
党参10g	黄芩10g	珍珠母30g	磁石20g

7剂，每日2次，自煎，200ml口服。

服药后患者症状均未再发生。

按语： 温胆汤最早记载于南北朝·姚僧坦所撰的《集验方》。唐·孙思邈《备急千金要方·胆腑·胆虚寒》谓："大病后，虚烦不得眠，此胆寒故也，宜服温胆汤。"本方由半夏、竹茹、陈皮、枳实、茯苓、甘草、生姜、大枣等药物组成，有理气化痰、和胃利胆之效。后人在运用温胆汤治疗失眠时，常加一味黄连兼以清心除烦，疗效甚佳。《古今医统大全·不寐候》提出："痰火扰乱，心神不宁，思虑过伤，火炽痰郁，而致不眠者多矣。"百病皆有痰作祟，痰火扰乱心神则见失眠，多梦烦惊；上扰清窍则见头晕；痰湿困脾，脾失运化则食纳差、便稀不成型。辨证为痰热内扰，治宜清热化痰。遂予黄连温胆汤加味。患者情绪烦躁易怒，口干口苦，邪在少阳，属少阳证，合小柴胡汤以和解少阳；夜间梦多烦惊，加珍珠母以镇惊安神。二诊时患者诸证好转，仍夜睡易惊醒，加入磁石以重镇安神。患者诉症状未见复发。

（朱玉梅收集整理）

气郁痰阻证

患者：程某，女，26岁。

主诉：入睡困难伴疲乏无力3月余。

现病史：患者自诉近3月出现入睡困难，伴疲乏无力，精神欠佳，怕冷，情绪时而低落时而焦虑，心慌心悸，咽部如有物堵，吐之不出、咳之不下，易腹泻。舌淡嫩，舌边尖红，苔微黄稍腻，脉弦细微数。

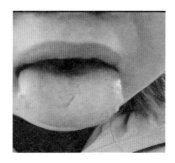

既往史：患者自诉桥本氏甲状腺炎病史1年余。

中医诊断：不寐——气郁痰阻证。

西医诊断：睡眠障碍。

初诊处方：小柴胡汤合半夏厚朴汤加味。

柴胡20g	黄芩10g	法半夏15g	炙甘草5g
厚朴20g	炒紫苏子15g	茯苓15g	桔梗20g
麦冬15g	五味子6g	红参片6g	夏枯草20g

7剂，每日2次，自煎，200ml口服。

一周后二诊：疲乏无力明显缓解，睡眠及情绪焦虑有所改善，咽部异物感缓解，现晨起浮肿，怕冷，小便不利，小腹绵绵作痛，月经量少，白带多。改用柴胡桂枝干姜汤合当归芍药散。

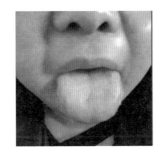

二诊处方：

柴胡20g	干姜7g	黄芩10g	桂枝15g
牡蛎20g	当归15g	炒白芍20g	炒白术15g
炙甘草3g	茯苓30g	泽泻12g	川芎6g
天花粉20g			

7剂，每日2次，自煎，200ml口服。

按语：小柴胡汤出自《伤寒论》第96条："伤寒五六日中风，往来寒热，胸胁苦满，嘿嘿不欲饮食，心烦喜呕，或胸中烦而不呕，或渴，或腹中痛，或胁下痞硬，或心下悸、小便不利，或不渴、身有微热，或咳者，小柴胡汤主之。"柯韵伯曰小柴胡汤："为少阳枢机之剂，和解表里之总方。"少阳病证，邪不在表，也不在里，汗、吐、下三法均不适宜，只有采用和解方法。本方中柴胡透解邪热，疏达经气，从外而解为君；黄芩清泄邪热为臣；法半夏和胃降逆，党参、炙甘草扶助正气、抵抗病邪为佐；生姜、大枣和胃气，生津为使。使用以上方剂后，可使邪气得解，少阳得和，上焦得通，津液得下，胃气得和，有汗出热解之功效。《金匮要略·妇人杂病脉证并治第二十二·五》指出："妇人咽中如有炙脔，半夏厚朴汤主之。"所谓"炙脔"，是中医常用以比喻堵塞咽喉中的痰涎，吐之不出，吞之不下，古人称之为"梅核气"，女性尤其多见。表现为有咽喉中异物感，吞吐不得，情志不畅，胸闷，舌苔白腻，脉弦滑。《金匮方歌括》曰："方中半夏降逆气，厚朴解结气，茯苓消痰；尤妙以生姜通神明，助正祛邪；以紫苏之辛香，散其郁气。郁散气行，而凝结焉有不化哉。"二诊时病人小腹绵绵作痛，月经量少，平素怕冷、口干口苦，易腹泻，白带偏多，考虑胆热脾寒，兼血虚水盛之证，故改为柴胡桂枝干姜汤合当归芍药散加味。《伤寒论》第147条："伤寒五六日，已发汗而复下之，胸胁满微结，小便不利，渴而不呕，但头汗出，往来寒热，心烦者，此为未解也。柴胡桂枝干姜汤主之。"太阳传入少阳之期，误用下法，使邪热内陷，少阳枢机不利，故表现为少阳胆热之证，如口干口苦；表证未解，则怕冷恶风；三焦水道疏泄失常，决渎失职，水饮停留，则小便不利；脾阳不足，寒邪凝滞，水湿内盛，则易腹泻、白带多；脾虚不运，气血乏源，则月经量少。《伤寒论》云："妇人怀妊，腹中疠痛，当归芍药散主之。"当归芍药散可化寒水、调肝脾，因脾土为木邪所克，谷气不举，浊淫下流，以塞搏阴血而痛也。用芍药多他药数倍以柔肝木、利阴寒，以川芎、归补血止痛；又佐茯苓渗湿以降于小便也；白术益脾燥湿，茯、泽行其所积，从小便出。盖内外之湿，皆能伤胎成痛，不但湿而已也。本方具有养血柔肝、健脾利水的功效，体现了肝脾两调、血水同治的特点。上述二方合用，则诸证自除。

（梁洁收集整理）

肝胆郁热证

患者：李某，女，38岁。

主诉：入睡困难伴乏力6月余。

现病史：患者自诉甲状腺乳头状癌术后1年余，左侧多发淋巴结肿大。自诉6月前开始入睡较困难，多梦，全身疲乏无力，情绪低落，精神欠佳，口干、口苦，眼睛干涩，咽干，口中黏腻，怕冷，月经量多，经色鲜红，白带有腥臭味，食纳差，大便干，小便正常。舌淡胖，舌边尖红，苔白腻，脉弦细稍滑。

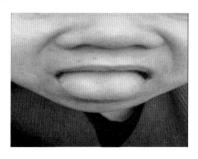

中医诊断：不寐——肝胆郁热证。

西医诊断：睡眠障碍。

初诊处方：小柴胡汤合生脉饮加味。

柴胡20g	党参10g	黄芩10g	半夏15g
炙甘草6g	龙骨30g	牡蛎30g	麦冬15g
五味子6g	生姜10g	大枣10g	玄参15g
浙贝母15g	柏子仁15g		

7剂，每日2次，自煎，200ml口服。

一周后二诊：睡眠有所改善，口干、口苦缓解，继用原方加味。

二诊处方：

柴胡20g	党参10g	黄芩10g	半夏15g
炙甘草6g	龙骨30g	牡蛎30g	麦冬15g
五味子6g	生姜10g	大枣10g	玄参15g
浙贝母15g			

7剂，每日2次，自煎，200ml口服。

按语：《伤寒论》第96条："伤寒五六日中风，往来寒热，胸胁苦满，嘿嘿不欲饮食，心烦喜呕，或胸中烦而不呕，或渴，或腹中痛，或胁下痞硬，或心下悸、小便不利，或不渴、身有微热，或咳者，小柴胡汤主之。"太阳病得之数日，邪入少阳，胆火内郁，肝胆经气不利，故胸胁苦满；正邪纷争，正胜则热，邪胜则寒，故往来寒热，此二者为少阳经症。肝失疏泄，情志不调，故情绪低落；胆火上扰心胸，故心烦；胆热犯胃，胃失和降，故频频欲呕，脾胃不和，故不欲饮食，此为少阳腑症。少阳病之邪在半表半里之间，常影响三焦气机失调，故多有或然症，本案患者表现为邪热下迫胞宫之月经量多、经色鲜红及白带异常，邪热伤津，大肠失于传导之大便干，目睛失于茹润之干涩。"有柴胡证，但见一证便是，不必悉具。"本案符合小柴胡汤证，治宜和解少阳、调达枢机、清解邪热，方用小柴胡汤加味。方中柴胡解经郁，黄芩清腑热，二者配合，针对经腑同病、气郁化火论治；患者入睡困难、多梦，故加龙骨、牡蛎以重镇安神，能收敛浮越之正气、镇惊坠痰。玄参清热滋阴、凉血散结，浙贝母清热化痰，与牡蛎合用，名消瘰丸，共奏清热滋阴、化痰散结之功效。患者长期情绪不佳，耗气伤阴，可致全身津液不足、心神失养之症状，如口干、眼睛干涩、咽干、乏力、失眠、多梦等，故合用生脉饮以益气养阴生

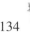

津。生脉饮出自《千金方》："脉为血之道，得气则充，失气则弱。本方以补气而使血道充盈，脉气以复，故名生脉饮。"方中人参大补心气，养心气助生心血，心血充，脾得养，人就不易胡思乱想，心神便安宁；麦冬清心润肺，既可清除心之邪火，又可防范见心之病，金受火过分相克之弊，防患于未然；五味子有敛肺滋肾、养心安神、生津的功效，协同人参可滋养心气，协同麦冬可上润肺下养肾，有交通心肾、水火相调之功。三味药皆入心经，既可充当引经药，带领加味药直捣黄龙，又能协调好心、脾、肺、肾的关系，脏腑升降气机及阴阳协调功能便能恢复正常。诸方相合，辨证准确，则诸证自除。二诊患者睡眠改善，故去养心安神之柏子仁，余方不变。半月后随访，患者诉诸证消除，无所苦。

（梁洁收集整理）

肝郁痰扰证

患者：宋某，女，55岁。

主诉：入睡困难1年余。

现病史：患者自诉间断性入睡困难1年，夜间卧床数小时方能睡着，且睡眠轻浅、易醒，伴晨起口干、口苦，常有恐惧感，心下烦热，胃脘部胀满不适，时而恶心欲呕，大便干结。舌质紫暗，苔白腻，舌中裂纹深，脉弦。

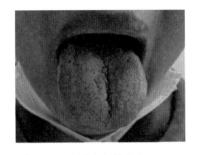

中医诊断：不寐——肝郁痰扰证。

西医诊断：睡眠障碍。

初诊处方：柴胡加龙骨牡蛎汤合栀子生姜豉汤加减。

柴胡20g	党参10g	黄芩10g	半夏15g
茯苓15g	桂枝15g	煅磁石20g	龙骨30g
牡蛎30g	大黄6g	生姜10g	炙甘草6g
柏子仁15g	石菖蒲10g	焦栀子15g	淡豆豉15g
蜜百合30g			

7剂，每日2次，自煎，200ml口服。

一周后二诊：睡眠有所改善，烦躁感减轻，无恶心呕吐，仍有口干口苦，大便正常，服药后腹胀、排气多。继用原方加减。

二诊处方：

柴胡25g	党参10g	黄芩10g	半夏15g
茯苓15g	桂枝15g	煅磁石20g	龙骨30g
牡蛎30g	大黄3g	生姜10g	炙甘草6g
柏子仁15g	制远志15g	石菖蒲10g	陈皮15g

竹茹15g　　　蜜百合30g

7剂，每日2次，自煎，200ml口服。

按语：柴胡加龙骨牡蛎汤出自《伤寒论》第107条："伤寒八九日，下之，胸满烦惊，小便不利，谵语，一身尽重，不可转侧者，柴胡加龙骨牡蛎汤主之。"主治伤寒往来寒热，胸胁苦满，烦躁惊狂不安，时有谵语，身重难以转侧。现用于癫痫、神经官能症、梅尼埃病以及高血压病等见有胸满烦惊为主证者。"一身尽重，不可转侧"是指患者自感身体沉重，此为机体气机不利之故。《灵枢·大惑论》言："卫气不得入于阴，常留于阳，留于阳则阳气满，阳气满则阳跷盛。不得入于阴阳，则气虚，故目不得瞑矣。"中医认为，神安则寐，神不安则不寐；其所以不安者，一由邪气之扰，二由营气之不足耳。有邪者多实，无邪者皆虚。本案患者入睡困难，为阳气阖降不利、阳不入阴之故；阳明阖降失常，津液疏泄失司，故见大便干结；大肠失于传导，气机阖降失常，逆冲心胸，故见情绪不佳，时胸闷嗝气、恶心腹胀。晨起口干口苦较重，多于3~4时早醒，均为少阳病"欲解时"时段，少阳疏泄失常，胆气不舒，故见口苦；阳气枢转不利，三焦布散津液功能失常，故见口干；胆腑不宁，失于决断，故发为思虑、惧怕。针对此类肝气瘀滞型失眠患者，治疗应以疏肝解郁、宁心安神等为主。方选柴胡加龙骨牡蛎汤加味，方中柴胡、黄芩、桂枝和里解外；铅丹有小毒，故用磁石替代，龙骨、牡蛎、磁石重镇安神；半夏、生姜和胃降逆；大黄泻热通便；茯苓宁心安神；人参、炙甘草益气扶正。诸药合用共成和解清热、镇惊安神之功。另加柏子仁以养心安神，治疗多梦。《伤寒论》第76条："发汗吐下后，虚烦不得眠，若剧者，必反复颠倒，心中懊侬，栀子豉汤主之。若少气者，栀子甘草豉汤主之；若呕者，栀子生姜豉汤主之。"汗吐下后，余热未尽，无形之邪留扰胸膈，蕴郁上焦而成虚烦，不同于胃实之腹胀硬满致烦、结胸之水与痰结致烦等实烦之证。"烦"字有二层含义，烦者，热也，一指病因为热邪所致；烦者，心烦也，二指病症为热扰心神而生。患者心下燥热，此虚烦虽无实邪，但却有火热之郁，火郁当清之、发之，故用栀子豉汤，以清宣郁热、除虚烦。方中栀子苦寒，体轻上浮，既上清宣胸膈之郁热，又下导火热下行；豆豉气味轻薄，解表宣热，和降胃气。二药配伍，清中有宣，宣中有降，共奏良效。若兼呕者，加生姜，即构成栀子生姜豉汤，既可降逆和胃止呕，又可协栀子、豆豉以散火郁。二诊时患者烦躁感减轻，无恶心呕吐，故去栀子生姜豉汤；入睡困难改善，情绪焦虑缓解，仍口干口苦，故加大柴胡用量以促进少阳之气枢转；患者排便正常，但久病必有瘀，故佐少量大黄，取其活血化瘀之功效，给邪气以出路。远志芳香清冽，辛温行散；菖蒲辟浊化湿，理气化痰；陈皮、竹茹理气降逆，益胃清热；百合可滋心阴胃阴，舌为心之苗窍，舌面裂纹可加百合。诸药合用，养阴清热，理气化浊，使诸证消除。

（梁洁收集整理）

十七、多寐

表里俱寒证

患者： 田某，男，45岁。

主诉： 乏力、嗜睡1月。

现病史： 患者自诉近1月无明显诱因出现乏力、嗜睡，伴头蒙头重，身热，手脚冰凉，下肢困重。患者未予重视，现症状加重，故来门诊就诊。刻下症见：神清，精神萎靡，注意力不集中，乏力、嗜睡，伴头蒙头重，颈部僵硬感，无汗，怕冷，手脚冰凉，下肢困重。食纳尚可，夜寐欠佳，二便调。舌淡胖、中有裂纹，苔白水滑，脉沉细稍滑。

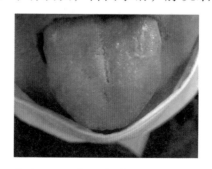

中医诊断： 多寐——表里俱寒证。

西医诊断： 植物神经功能紊乱。

初诊处方：麻黄附子细辛汤合生脉饮合苓桂术甘汤加味。

麻黄7g	淡附片10g	细辛6g	红参6g
麦冬20g	五味子10g	桂枝15g	白术15g
茯苓20g	炙甘草10g	葛根45g	升麻15g
荷叶15g			

7剂，每日2次，自煎，200ml口服。

一周后二诊：服药后，患者诉乏力、嗜睡、下肢困重症状好转，精神状态较前好转，注意力能集中，仍感头蒙头重，颈部僵硬感明显，血压降低，腰部皮肤瘙痒。舌淡胖、中有裂纹，苔白水滑，脉沉细。原方去荷叶，调整葛根及茯苓剂量。

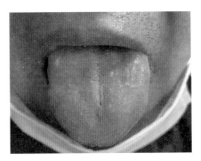

二诊处方：

麻黄7g	淡附片10g	细辛6g	红参6g
麦冬20g	五味子10g	桂枝15g	白术15g
茯苓30g	炙甘草10g	葛根60g	升麻15g

7剂，每日2次，自煎，200ml口服。

按语：《伤寒论》第301条："少阴病，始得之，反发热，脉沉者，麻黄细辛附子汤主之。"素体阳虚，应不发热，今反发热，是风寒外袭、邪正相争所致，故此发热非壮热，乃恶寒中之发热尔；太阳感寒，直入少阴，是以少阴为寒凉所伤，故其脉不浮而沉，而少阴之脉微细原近于沉也，兼见神疲欲寐，是知阳气已虚。本案为素体阳虚，复感外寒之表里俱寒证，治疗以温阳解表为主，辅以健脾利水。麻黄附子细辛汤为治疗太阳与少阴合病之方，适用于精神萎靡困倦、恶寒尤甚、舌淡苔水滑、脉沉迟微弱者。本方中麻黄辛温，可发散外寒，附子辛热，可温散里寒，二药配合，相辅相成，为助阳解表的常用组合；配以辛香走窜之细辛，既能祛风散寒，助麻黄解表，又可鼓动肾中真阳之气，协助附子温里，辅助二药以解内外之寒，体现了自太阳透入之寒，仍由太阳发汗而解。患者脉沉细，故合用生脉饮以益气复脉、养阴生津。《千金方》云："脉为血之道，得气则充，失气则弱。本方以补气而使血道充盈，脉气以复，故名生脉饮。"本方中人参大补心气、助心生血，麦冬养阴生津、清心润肺，五味子敛肺滋肾、养心安神，三药配伍，能补其正气以鼓动血脉，滋其阴津以充养血脉，使脉弱者得复。患者头蒙头重、下肢困重、舌淡胖，此为水饮阻滞之象，"病痰饮者，当以温药和之"，故又合用苓桂术甘汤。本方见于《伤寒论》第67条："伤寒若吐若下后，心下逆满，气上冲胸，起则头眩，脉沉紧，发汗则动经，身为振振摇者，茯苓桂枝白术甘草汤主之。"《金匮要略·痰饮咳嗽病脉证并治第十二·十六》："心下有痰饮，胸胁支满，目眩，苓桂术甘汤主之。"《金匮要略·痰饮咳嗽病脉证并治第十二·十七》："夫短气有微饮，当从小便去之，苓桂术甘汤主之。肾气丸亦主之。"此三则条文皆论述脾阳损伤后，水饮或痰浊内生之象。水饮阻滞中焦气机，则心下（即胃脘部）痞满不适；水气上逆则两胁撑胀；清阳不升，则头目眩晕；气血乏源，津液亏虚，筋脉失养，故动经、身为振振摇；脉沉主里主水，脉紧主饮主实。本案患者还有血虚心神不养所致夜寐欠安、髓海失充所致注意力不集中等症状。苓桂术甘汤具有温阳蠲饮，健脾利水之功效。方中茯苓健脾安神，渗利水湿；桂枝辛温通阳，化气行水；白术甘温，健脾燥湿，补益中气；甘草温阳益气和中，诸药相协，补土制水以消痰饮。《伤寒论》第31条："太阳病，项背强几几，无汗恶风，葛根汤主之。"太阳病，风寒之邪外束，寒性收引，郁遏太阳经脉，则项背经脉拘急强硬，头项活动不自如，此为经气不利，津液不能上输，经脉失于濡养之故。葛根辛甘，能升发津液，濡润经脉，缓解挛急，故加用此药以治疗项背拘急。诸药相合，具有祛邪养正之功。二诊，患者颈部仍感僵硬拘急，故加大葛根用量以舒筋，又热象消除，故去掉荷叶，加大茯苓用量以健脾利湿，继服7剂，症状消除。

（任若冰收集整理）

十八、绝经前后诸证

肝郁痰热证

患者：杨某，女，48岁。

主诉：汗多、怕风1年余。

现病史：患者自诉1年前无明显诱因出现安静状态下出汗，活动后尤甚，部位主要在腋下，怕冷、怕风，手脚常年冰凉，四肢麻木，常自觉头重脚轻，眼部干涩瘙痒，视物不清，迎风流泪，耳鸣伴随听力下降，口干、口苦，乏力，咽干，口中黏腻，精神欠佳，月经量少，经色红，白带有腥臭味，食纳差，夜寐欠佳，大便不成形，便中夹杂未消化食物，小便正常。舌淡胖，舌边尖红，苔白腻稍厚，脉弦细稍滑。

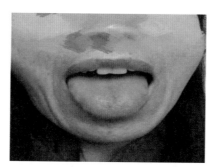

中医诊断：绝经前后诸证——肝郁痰热证。

西医诊断：围绝经期综合征。

初诊处方：小柴胡汤合茵陈蒿汤加味。

柴胡24g	党参9g	黄芩9g	半夏9g
炙甘草3g	茵陈15g	炒栀子9g	大黄6g
干姜15g	大枣10g	生姜9g	煅龙骨30g
煅牡蛎30g	炒麦芽30g	砂仁6g	

7剂，每日2次，自煎，200ml口服。

一周后二诊：腋下出汗明显缓解，口干、口苦减轻，食纳正常，改用小柴胡汤合消瘰丸加味。

二诊处方：

柴胡20g	党参10g	黄芩10g	半夏15g
炙甘草6g	龙骨30g	牡蛎30g	玄参15g
浙贝母15g	生姜10g	大枣10g	

7剂，每日2次，自煎，200ml口服。

按语：小柴胡汤出自《伤寒论》第96条："伤寒五六日中风，往来寒热，胸胁苦满，嘿嘿不欲饮食，心烦喜呕，或胸中烦而不呕，或渴，或腹中痛，或胁下痞硬，或心下悸、小便不利，或不渴、身有微热，或咳者，小柴胡汤主之。"张介宾言："少阳为枢，谓阳气在表里之间，可出可入，如枢机也。"即少阳枢可调节人体阴阳的气化运动，起枢纽之用，对气机升降运动和阴阳的转化运行起着至关重要的作用。该患者出汗较多，尤以腋下为多，属于两侧少阳经。《灵枢·经脉》："是动则病，耳聋，浑浑焞焞，嗌肿，喉痹，是主气所生病者，汗出，目锐眦痛，颊肿，耳后、肩、臑、肘臂外皆痛。"故少阳之肝胆枢转不利，易产生胃脘部不适。胆腑内寄相火，主决断，可调畅情志。胆腑不宁，失于决断，则见惊惕、焦虑。若胆失疏泄，则人体阳气失宣，气机逆结，水饮停聚，皆影响津液的正常生成与代谢，易出现小便不利、水肿。若胆气郁遏，郁而化火，胆火扰乱心神则出现口苦、烦躁。三焦气化功能失常则人体气机壅滞，水道不利，津液不能正常运行，则出现咽干、口渴等。方用小柴胡汤加味，以疏肝利胆。再加茵陈蒿汤，以清胆腑郁热、利湿、茵陈蒿汤出自《伤寒论》第236条："阳明病，发热汗出者，此为热越，不能发黄也，但头汗出，身无汗，剂颈而还，小便不利，渴引水浆者，此为瘀热在里，身必发黄，茵陈蒿汤主之。"本条论述阳明病，里热炽盛，若有发热、汗出者，可使体内实热向外发散而解，不能发黄。若热与湿相搏，湿热郁遏，蒸腾于上，则见但头汗出；湿热内郁，膀胱气化不利，湿热下行之路亦不畅，则小便不利而赤；湿热内郁，气化受阻，津不上承，则渴饮水浆。此方证为湿热浊邪内蕴，气化不利，腑气壅滞所致，用茵陈蒿汤以清热利湿、逐瘀通腑。方中茵陈、栀子、大黄皆性味苦寒，苦能利湿，寒能清热，茵陈清热利湿，疏肝利胆，能使湿热从小便解；栀子清热除烦，清泻三焦，导湿热从小便去；大黄通腑泄热，活血逐瘀，推陈致新，使瘀热从大便下走。三药合用则二便通调，湿热瘀随二便排泄。故上述两方合用，共奏疏利肝胆、清热利湿之功效。患者平素手脚冰凉，大便稀薄不成形，便中夹杂未消化食物，考虑此为脾胃虚寒之象，故加干姜15g以温中散寒；食纳差，加炒麦芽、砂仁以和胃消食；夜寐欠佳，故加煅龙骨、煅牡蛎，在重镇安神的同时还能收敛止汗。二诊时患者湿热之邪已祛大半，故去茵陈蒿汤；食纳好转，去麦芽、砂仁；出汗好转，改用生龙骨、生牡蛎；再加玄参、浙贝母，二者与牡蛎相合，构成消瘰丸，以软坚散结、滋阴降火。诸药合用，诸证自除。

（梁洁收集整理）

虚实夹杂证

患者：王某某，女，48岁。

主诉：情绪烦躁1年。

现病史：患者自诉1年前因不明原因情绪烦躁，且汗出过多，遂来我科就诊。刻下症见：情绪烦躁，胸闷气短，失眠，夜梦多，自言胸闷气短，心跳快，有时感觉紧张，面部潮红，出汗，自觉全身忽冷忽热，大便干燥，月经量少，晨起口苦，无口干，夜尿频。苔白腻，舌尖红，脉弦数。

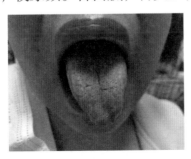

中医诊断：绝经前后诸证——虚实夹杂证。

西医诊断：围绝经期综合征。

初诊处方：柴胡加龙骨牡蛎汤加味。

柴胡30g	半夏15g	黄芩10g	炙甘草6g
龙骨30g	牡蛎30g	大黄6g	桂枝15g
茯苓20g	煅磁石20g	生姜10g	

7剂，每日2次，自煎，200ml口服。

一周后二诊：大便好转，出汗缓解，烦躁好转，睡眠易醒，故加百合20g，继续治疗。

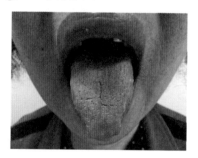

二诊处方：

柴胡30g	半夏15g	黄芩10g	炙甘草6g
龙骨30g	牡蛎30g	大黄6g	煅磁石20g
生姜10g	百合20g		

7剂，每日2次，自煎，200ml口服。

按语：柴胡加龙骨牡蛎汤见于《伤寒论》第107条："伤寒八九日，下之，胸满，烦惊，小便不利，谵语，一身尽重，不可转侧者，柴胡加龙骨牡蛎汤主之。"原文指出：伤寒八九日，常为病传入少阳而现柴胡汤证的时期，医不详查而误下之。今胸满而烦，柴胡证还未罢，热伴冲气以上犯，故烦且惊；水不行于下，则小便不利；热结于里则谵语；湿郁于外，则身尽重而不可转侧，柴胡加龙骨牡蛎汤主之。

关于本方证所主疾病，首先原文明确提到烦惊、谵语的临床表现，提示其适宜精神神经症状；其次，方中含有龙骨、牡蛎固精敛汗、镇静安神，主治自汗盗汗、心悸怔忡、脐腹悸动、失眠多梦、心烦躁动、恐惧、惊狂等症。因此，柴胡加龙骨牡蛎汤治疗存在精神神经症状的各类病症，例如失眠症、焦虑症、抑郁症、恐惧症、神经症、癫痫、眩晕、头痛、耳鸣耳聋、汗证等。患者年龄正值更年期，情绪不稳定，没有暮即发热、唇口干燥、手心烦热的症状，与温经汤症状不符。结合患者有胸满烦惊的临床表现又有夜尿频繁，符合柴胡加龙骨牡蛎汤症状，可用柴胡加龙骨牡蛎汤，定惊解郁，调肝养神，且患者睡眠一般，故加用磁石百合帮助睡眠；此病人方证相应，故效佳。两月后随访，上述症状无复发。

此病亦类似于百合病；《金匮要略·百合狐惑阴阳毒病脉证治第三·一》曰："百合病者，百脉一宗，悉致其病也。意欲食复不能食，常默然，欲卧不能卧，欲行不能行，饮食或有美时，或有不用闻食臭时，如寒无寒，如热无热，口苦，小便赤，诸药不能治，得药则剧吐利，如有神识之疾，而身形如和，其脉微数。"《金匮要略·百合狐惑阴阳毒病脉证治第三·二》："百合病，发汗后者，百合知母汤主之。"《金匮要略·百合狐惑阴阳毒病脉证治第三·五》："百合病，不经吐、下、发汗，病形如初者，百合地黄汤主之。"《金匮要略·百合狐惑阴阳毒病脉证治第三·七》："百合病，渴不差者，栝蒌牡蛎散主之。"百合病是一种阴虚有热的证候，多跟心肺有关；其临床表现可分两类：一为阴血不足，神明失养，而见默默不语，欲卧不能卧，欲行不能行，欲食不能食，如寒无寒，如热无热之证；二则为阴虚内热，而见口苦，溲赤，其脉微数。心肺为君相之官，心主血脉藏神，肺朝百脉藏魄，心肺正常，则气血调和、百脉和利，神定魄守。若心肺阴虚，则神明失养，百脉亦俱受其累，而证候百出。百合病也包括许多精神情志异常疾病，在使用上述条文的经典方药治疗的同时，还应注意心理治疗和语言开导，从而收事半功倍之效。

（周澳收集整理）

十九、月经过少

气郁痰阻证

患者：张某，女，34岁。

主诉：月经量少2月余。

现病史：患者诉近2月来无明显诱因出现月经量少，色暗、有血块，伴时常乳房胀痛，经前加重。刻下症见：神清，精神欠佳，咽部异物感，情绪烦躁，口干，胃胀，食纳一般，夜寐尚可，小便正常，大便干燥难解。舌淡胖，边有齿痕，苔薄白稍腻，脉弦稍数。

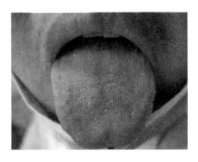

既往史：甲状腺结节病史3年。

中医诊断：月经过少——气郁痰阻证。

西医诊断：月经不规则。

初诊处方：大柴胡汤合半夏厚朴汤加味。

柴胡25g	黄芩10g	枳实15g	姜半夏15g
炙甘草6g	大黄4g	厚朴20g	茯苓15g
炒紫苏子15g	炒僵蚕12g	生石膏20g	桔梗20g
炒王不留行20g	山慈菇6g	生姜12g	大枣10g

7剂，每日2次，自煎，200ml口服。

一周后二诊：患者咽部异物感明显减轻，乳房胀痛缓解，停药后大便干燥。舌淡胖，苔白稍腻，脉弦数稍涩。

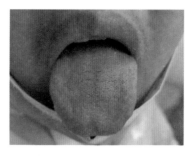

二诊处方：小柴胡汤合消瘰丸加味。

柴胡20g	黄芩10g	党参15g	姜半夏15g
炙甘草10g	玄参15g	牡蛎30g	浙贝母20g
炒王不留行20g	山慈姑6g	乌梅20g	炒僵蚕12g
生姜10g	大枣10g		

7剂，每日2次，自煎，200ml口服。

两周后三诊：患者诉胃部疼痛，经前乳房胀痛，无明显痛经，伴乏力、口干，小便色黄。舌淡红，苔薄白，脉弦数。

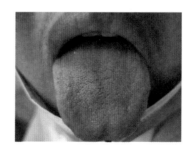

三诊处方：

| 柴胡20g | 黄芩10g | 党参15g | 姜半夏15g |
| 炙甘草10g | 玄参15g | 牡蛎30g | 浙贝母20g |

炒王不留行20g　　山慈姑6g　　　乌梅20g　　炒僵蚕12g

生姜10g　　　　　大枣10g　　　乌药15g　　百合20g

7剂，每日2次，自煎，200ml口服。

按语：《伤寒论》第96条："伤寒五六日，中风，往来寒热，胸胁苦满，嘿嘿不欲饮食，心烦喜呕，或胸中烦而不呕，或渴，或腹中痛，或胁下痞硬，或心下悸、小便不利，或不渴、身有微热，或咳者，小柴胡汤主之。"《伤寒论》第103条："太阳病，过经十余日，反二三下之，后四五日，柴胡证仍在者，先与小柴胡汤。呕不止，心下急，郁郁微烦者，为未解也，与大柴胡汤下之，则愈。"《伤寒论》第165条："伤寒，发热，汗出不解，心下痞硬，呕吐而下利者，大柴胡汤主之。"太阳伤寒或中风，病五六日后，邪达半表半里之少阳，邪正交争，入于阴争则寒，出于阳争则热，故寒、热交替出现，即寒热往来。热郁少阳，疏泄不利，则胸胁满闷不舒；少阳胆火内蕴，木郁则乘土，脾胃运化不利，则默默然而不欲饮食；胆火上扰于心则烦；胆胃不和，胃气上泛则欲作呕。此外，当邪气侵犯少阳，使少阳经腑同病，可致肝胆疏泄不利，三焦决渎失司，气血津液不行，故出现多种症状。或因热扰胸膈，心烦懊侬而不呕恶；或因热邪伤津而口渴；或因肝木克土而腹中痛；或因气郁胁下或饮停胸胁而痞硬；或因水气凌心而心悸者；或因气机失调而小便不利；或津不伤口不渴，身有微热，兼太阳表证未罢；或胆火犯肺金，肺失肃降而咳嗽。小柴胡汤为治少阳病之主方，其基本病机为少阳枢机不利，相火内郁。临床上凡辨证与少阳有关，以气郁或热化为特征者，均可用本方加味治疗。大柴胡汤系小柴胡汤去之人参、甘草，加大黄、枳实、芍药而成，可在和解少阳的基础上，荡涤胃肠结滞。初诊时患者胃胀、大便干，腹气不通，有形之邪结聚肠道，故用大柴胡汤和解少阳、通下热结。情志不畅，肝气不能调达，肺胃失于宣降，津液不布，聚而为痰，痰气搏结于咽喉，故见咽中异物感、咯吐不出、吞咽不下，故合用半夏厚朴汤以行气散结，降逆化痰。二诊时，患者肠脏实邪已祛，仍留少阳之病邪，故用小柴胡汤加味。本方有理气疏郁之功，本案加入王不留行等活血化瘀的药物，寓理血于行气药中，可达到理想的理血效果。消瘰丸具有清润化痰、软坚散结之功效，再加用山慈姑、僵蚕一类，可增强化痰软坚之功效。百合乌药汤出自陈修园《时方歌括》，主治"心口痛，服诸药不效者，亦属气痛"。心口即胃脘部，本方对阴虚气滞之胃痛多有良效，故合用之。半月后随访，患者上述症状全部消除，无所苦。嘱口服逍遥丸2周，月经来则止，以调和肝脾。

（任若冰收集整理）

二十、漏下

寒凝血虚证

患者：温某某，女，49岁。

主诉：月经淋漓不尽2月余。

现病史：患者自诉2月前无明显诱因出现月经经期延长，持续阴道流血10余天方止，数天后再次阴道流血，至今未净，自行服用药物（具体药物及剂量不详）治疗效果不佳。现患者为求进一步治疗，遂来我科门诊就诊。刻下症见：神清，精神欠佳，月经淋漓不尽，量少，偶有血块，少腹冷痛，平素白带量多、色白，五心烦热，食纳差，夜寐欠佳，二便正常。舌质紫暗有瘀斑，苔白厚腻，脉沉细弱。既往体健。

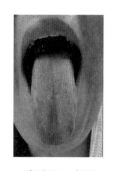

中医诊断：漏下——寒凝血虚证。

西医诊断：月经不规则。

初诊处方：温经汤加味。

吴茱萸8g	川芎6g	当归15g	炙甘草10g
桂枝15g	半夏15g	麦冬20g	党参20g
酒白芍15g	牡丹皮15g	阿胶10g	山萸肉30g
仙鹤草50g			

7剂，每日2次，自煎，200ml口服。

二诊：患者诉仍阴道少量流血，原方继服7剂。1周后电话随访，患者诉阴道流血已止，无不适症状。

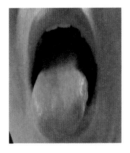

按语：《金匮要略·妇人杂病脉证并治第二十二·九》："问曰，妇人年五十所，病下利数十日不止，暮即发热，少腹里急痛，腹满，手掌烦热，唇口干燥，何也？师曰：此病属带下。何以故？曾经半产，瘀血在少腹不去。何以知之？其证唇口干燥，故知之，温经汤主之。"《诸病源候论》曰："漏下者，由劳伤血气，冲任之脉虚损故也。冲脉任脉为十二经脉之海，皆起于胞内，而手太阳小肠之经也，手少阴心之经也，此二经主上为乳水，下为月水。妇人经脉调适，则月下以时；若劳伤者，以冲任之气虚损，不能制其脉经，故血非时而下，淋沥不断，谓之漏下也。"患者至围绝经期，

七七之年，肾中精气渐亏，"任脉虚，太冲脉衰少"，胞脉空
虚，加之素体阳虚，胞宫失于阳气温煦，胞宫虚寒，如摄生
不慎或感寒饮冷，可致胞宫寒凝。寒则血凝泣，经血凝滞胞
宫不通，则经血非时而下。故见少腹冷痛，经血非时而下，
偶有血块。辨证为寒凝血虚，治宜温经散寒，方选温经汤加
味。仙鹤草补虚，收敛止血；山萸肉补肝肾，涩精固脱，二
药合用，共奏收敛止血之功。

（朱玉梅收集整理）

二十一、痛痹

湿热瘀阻证

患者：陈某，男，34岁。

主诉：右足趾红肿疼痛1周。

现病史：患者有痛风病史1年余，时有发作，血尿酸最
高600μmol/L，长期口服非布司他片（服用剂量及方法不
详），症状缓解后自行停药。1周前患者痛风再次发作。刻下
症见：神清，精神尚可，右足趾红肿疼痛，伴胸口及两胁肋
部憋闷感，乏力，口干，双侧脸颊痤疮，阴部潮湿感，双下
肢酸软，情绪烦躁，无多汗，怕冷，食纳可，夜寐安，小便
基本正常，大便干。舌红，边有齿痕，苔白厚腻，脉弦滑稍
沉。

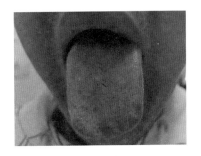

中医诊断：痛痹——湿热瘀阻证。

西医诊断：痛风。

初诊处方：大柴胡汤合桂枝茯苓丸加味。

柴胡25g	麸炒枳实12g	半夏15g	黄芩10g
大黄3g	炙甘草10g	桃仁12g	赤芍20g
牡丹皮15g	桂枝15g	茯苓15g	干姜20g
麸炒薏苡仁60g	麸炒苍术15g		

9剂，每日2次，自煎，200ml口服。

10d后二诊：足趾疼痛缓解，胸口及两胁憋闷感好转，脸颊痤疮减少，乏力不明显，晨起口苦明显，小便色黄，大便不成形。舌淡红，稍有齿痕，苔白稍腻，脉沉稍滑。予柴胡桂枝干姜汤合当归芍药散加味。

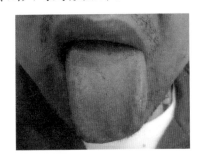

二诊处方：

柴胡25g	桂枝20g	黄芩10g	干姜20g
天花粉15g	炙甘草10g	牡蛎30g	当归15g
炒白芍20g	川芎10g	茯苓15g	泽泻15g
生白术30g	淡附片20g	知母15g	

7剂，每日2次，自煎，200ml口服。

半月后随访，患者诉上述症状消失，无口苦。嘱患者口服济生肾气丸2周，以善后。

按语：《伤寒论》第103条："太阳病，过经十余日，反二三下之，后四五日，柴胡证仍在者，先与小柴胡。呕不止，心下急，郁郁微烦者，为未解也，与大柴胡汤，下之则愈。"第165条："伤寒发热，汗出不解，心中痞硬，呕吐而下利者，大柴胡汤主之。"《金匮要略·腹满寒疝宿食病脉证并治第十·十二》："按之心下满痛者，此为实也，当下之，宜大柴胡汤。"太阳病罢，邪已传入少阳，治当用和解之法，禁用汗、吐、下诸法，今因反复攻下后，邪热兼入阳明之里，化热成实，故服小柴胡汤后，少阳病邪尚未解除，反增呕不止、心下急迫、郁郁微烦等症，病属少阳阳明并病。发热为少阳之往来寒热，汗出则为阳明里热内盛，迫津液外泄之象；心中痞硬，为少阳胆热内郁，枢机不利，兼阳明里实，腑气壅遏之故；少阳胆热内郁，上犯于胃则呕吐，下迫于肠则下利；心下满痛，为体内气机被邪热、水饮等实邪阻滞不通之象，此满痛范围以胃脘两胁为中心，部位相对较高。本证邪气虽已入阳明之腑，但少阳之经邪热并未解除，故治用大柴胡汤。本方系小柴胡汤去补益胃气之人参、甘草，加内泻阳明热结之大黄、枳实，加柔肝缓急止痛、理气和血之芍药而成，既能疏利肝胆、和解少阳，又能攻逐阳明、荡涤胃肠结滞。本案患者痛风日久，久病必有瘀，故合用桂枝茯苓丸。《金匮要略·妇人妊娠病脉证并治第二十·二》："妇人宿有癥病，经断未及三月，而得漏下不止，胎动在脐上者，为癥痼害。妊娠六月动者，前三月经水利时，胎也。下血者，后断三月衃也。所以血不止者，其癥不去故也，当下其癥，桂枝茯苓丸主之。"此原文述脐上似有胎动，非胎孕也，此乃机体素有的癥疾所造成的病害，故出血不止，为瘀血之害。本方以活血化瘀为主，加以化痰利水之品，凡痰瘀导致的癥积皆可用本方随证加味治疗。上述二方合用，共达荡涤实热、化瘀利湿之功效。患者右足趾红肿疼痛，大便干，舌红，苔厚腻，脉滑，此为湿热蕴盛，流于肢节之象，故加薏苡仁、苍术以清热利湿，通利关节。二诊时患者湿、瘀之邪已去大半，胸胁满闷减轻、无口干、便干等少阳阳明合病之症状，有大便不成形等太阴虚寒之象，故予柴胡桂枝干姜汤合当归芍药散加味。处方中有桂枝、淡附片、白术、芍药、知母，取桂枝芍药知母汤之意。本方出自《金匮要略·中风历节病脉证并治第五·八》："诸肢节疼痛，身体魁羸，脚肿如脱，头眩短气，温温欲吐，桂枝芍药知母汤主之。"风湿之邪流注筋脉关节，气血运行不利，则诸肢节疼痛；病久正衰邪盛，阴液亏耗，则身体消瘦；湿邪流注下肢，则脚肿如脱；风邪上犯头目，则眩晕；中焦气机不畅，则短气；胃气上逆，则心中郁闷不舒、欲呕吐。此为正虚邪实，风湿侵袭肌肉关节渐次化热伤阴之历节病。桂枝芍药知母汤方中桂枝祛风寒，通阳气，行血脉；附子温经散寒，除湿解痛；白术健脾土，运化肌腠之水湿；芍药养血和血，缓急止痛；知母养阴清热，防止温燥太过。诸药合用，有祛风除湿、温经散寒、滋阴清热之功效，对痛风病有良效。

（任若冰收集整理）

寒湿痹阻证

患者：陈某，男，34岁。

主诉：间断性右足趾疼痛1年。

现病史：患者因间断性右足趾疼痛1年前来就诊，患者既往痛风病史，自诉长期服用非布司他片，2023年4月2日门诊查血尿酸431μmol/L，遂于次日来院就诊。刻下症见：右足疼痛，第一跖趾关节处肿胀、皮温略高，走路不便，痛剧时，彻夜不能入眠，全身汗出，汗退身凉，疲乏，四肢酸软无力，双下肢轻微水肿，口渴不欲饮水，头闷头昏，心烦，下半身潮湿，尿量少，大便黏腻不爽，睡眠打呼噜，胃口可，精神稍差，有少量白痰，喜食啤酒及生冷食物。舌淡红，苔白厚腻，脉沉缓。

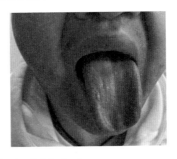

既往史：既往有痛风病史。

中医诊断：痛痹——寒湿痹阻证。

西医诊断：高尿酸血症。

初诊处方：甘草附子汤合四妙丸加味。

桂枝60g	淡附片20g	炙甘草15g	苍术15g
黄柏10g	炒薏苡仁40g	白术20g	土茯苓40g

7剂，每日2次，自煎，200ml口服。

一周后二诊：患者自诉疼痛明显缓解，四肢乏力减轻，大便正常，加党参15g。

二诊处方：

桂枝60g	淡附片20g	炙甘草15g	苍术15g
黄柏10g	炒薏苡仁40g	白术20g	土茯苓40g
党参15g			

7剂，每日2次，自煎，200ml口服。

按语：患者平素喜食生冷、啤酒之物，日久损伤脾阳，则脾胃运化之职能受损，导致痰饮水湿之邪内生，且湿邪重浊黏滞，湿为阴邪，易于趋下，向下流注于肌肉关节，则发生痛风，辨证为寒湿之证。明代张景岳《景岳全书》中认为，外因为阴寒水湿，湿邪袭人皮肉筋脉；内由平素肥甘过度，湿壅下焦；寒与湿邪相结郁而化热，停留肌肤……病变部位红肿潮热，久则骨蚀。清代林佩琴《类症治裁》："痛风，痛痹之一症也……初因风寒湿郁痹阴分，久则化热致痛，至夜更剧。"《伤寒论》第175条："风湿相搏，骨节疼烦，掣痛不得屈伸，近之则痛剧，汗出短气，小便不利，恶风不欲去衣，或身微肿者，甘草附子汤主之。"患者右足疼痛，走路不便，符合"风湿相搏，骨节疼烦，掣痛不得屈伸，近之则痛剧"；全身汗出，汗退身凉，疲乏，四肢酸软无力，双下肢轻微水肿，符合"汗出短气，小便不利，恶风不欲去衣，或身微肿者"。依证投甘草附子汤，病证与方药相应，故能取得良好疗效。外寒伤闭，则风湿相持，风与湿者，皆为内邪，因于水寒，则木陷生风，土虚生湿。外有表闭，内有湿阻，则肺气不降，所以短气乏力，而阳气郁蒸，则见汗出。小便不利，知为湿痹。阳郁不达，是卫虚而恶寒，所以恶风（寒）。或湿气痹塞，经络不通，营卫不利，则身微肿，甘草附子汤主之。附子温经散寒，除湿解痛；白术利其小便，燥土泻湿，湿有泻路，则不侵关节。水温土燥，木气升达，经络通而痹痛止。甘草和中缓急，使得附子缓而发挥作用，湿邪尽除。桂枝解肌祛风，通利关节，调和气血阴阳。加用土茯苓以增强祛湿之力。二诊由于患者症状好转，大便黏腻情况慢性改善，故合党参，一则补气助运化水湿之力，二则取"附子理中丸"之意，以温中健脾、温阳化湿。痛风最主要的原因是湿浊，湿邪侵袭关节而致，故合用四妙丸以加强祛湿之力。综上，全方标本兼治，临床疗效显著。1月后随访，患者诉疼痛等症状再无复发，嘱继服补中益气丸2周，以善后。

（张宁收集整理）

阳虚寒凝证

患者：贾某某，女，52岁。

主诉：上肢疼痛不适2月。

现病史：患者自诉2月前因感受风寒出现上肢疼痛不适，右手指、手腕酸痛肿胀，类风湿因子检查阳性。刻下症见：神清，上肢疼痛，左侧肩关节疼痛，遇冷加重，夜间易醒，睡眠时间短，情绪一般，已闭经，小便可，大便不成形。舌质淡嫩，苔薄白，脉沉细。

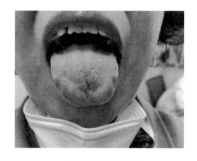

中医诊断：痛痹——阳虚寒凝证。

西医诊断：类风湿性关节炎。

初诊处方：甘草附子汤加味。

黑顺片30g（先煎）　　党参30g　　酒白芍30g　　桂枝15g

威灵仙20g　　　　　桑枝30g　　炒白术30g　　茯苓15g

炙甘草10g　　　　　细辛6g　　羌活15g　　　生姜10g

大枣10g

7剂，每日2次，自煎，200ml口服。

2个月后电话随访，其上肢疼痛明显缓解，未再复发。

按语：《伤寒论》第175条曰："风湿相搏，骨节疼烦，掣痛不得屈伸，近之则痛剧，汗出短气，小便不利，恶风不欲去衣，或身微肿者，甘草附子汤主之。"中医认为，人体的卫气是阻挡外来邪气的屏障，卫气是人体阳气的一部分，阳气旺盛，则内能养脏腑，外能拒虚邪贼风入侵机体，虽感受风寒湿气也不会形成痹证。如果阳气内虚，风、寒、湿气乘虚而入，导致气血阻滞，脉络不通，关节疼痛就不可避免。因此，阳气内虚是形成痹证的根本原因。治痹证的根本大法就是温阳通络，振奋和固护机体的阳气，故此病例用甘草附子汤加味。甘草附子证为风湿留于关节，邪深入里，为风寒湿相搏之太阳证。但此病已入里，故加大附子并用桂枝及生姜。桂枝，发散在表之风寒，通阳化气；配以生姜，使风邪从皮毛而出；加重附子，温经逐寒止痛，助肾阳，而立卫阳之基；佐以草、枣，益中州、和营卫，则三气除而搏自解，既速去标，又开筋骨之痹。本方具有温阳散寒、祛风除湿之功，特别适用于阳气内虚，而寒湿邪气外痹关节；或卒受寒湿，外伤筋骨，日久致阳虚者。此方又有附子理中汤之意，附子理中汤出自《三因极—病证方论》卷二，有补虚回阳、温中散寒之效。病人大便不成形，故用理中丸温补脾胃之阳，疼痛遇冷加重，故加附子温补肾之阳气；又用白芍配甘草，既取其酸甘化阴之用，又取其缓急止痛之功；再配合威灵仙、桑枝、羌活等通利关节，故病人疼痛自消。两月后随访未再复发。

（周澳收集整理）

二十二、胃痞

寒热错杂证

患者：张某，男，17岁。

主诉：胃胀1周余。

现病史：患者自诉1周前因不明原因出现胃胀，偶有泛酸感。刻下症见：神清，精神欠佳，口干口苦，时有呕吐感，嗳气频发，大便不成形，不思饮食，睡眠一般，易口腔溃疡。舌质偏红，边水滑，苔薄白，脉细数。

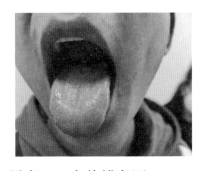

中医诊断：胃痞——寒热错杂证。

西医诊断：慢性胃炎。

初诊处方：半夏泻心汤加味。

半夏15g	黄连6g	黄芩10g	干姜6g
党参15g	炙甘草6g	煅瓦楞子20g	海螵蛸20g
浙贝母20g			

7剂，每日2次，自煎，200ml口服。

一周后二诊：患者自诉胃酸缓解，食欲不佳，睡眠一般。故原方不变，加炒建曲、炒麦芽、炒鸡内金、乌药、百合。

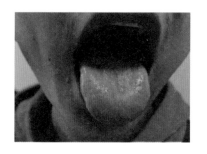

二诊处方：

半夏15g	黄连6g	黄芩10g	干姜6g
党参15g	炙甘草6g	煅瓦楞子20g	海螵蛸20g
浙贝母20g	乌药15g	百合15g	炒麦芽20g
炒鸡内金20g	炒建曲20g		

7剂，每日2次，自煎，200ml口服。

两周后三诊：患者自诉胃酸明显减轻，无明显胃胀，口干口苦明显缓解。遂再开7剂巩固疗效。

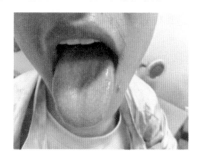

按语：在中医术语中，胃痞又被称作"心下痞"，心下即指胃脘部。胃痞相当于西医中的慢性胃炎（包括浅表性胃炎和萎缩性胃炎）、功能性消化不良、胃下垂等疾病。《伤寒论》第149条中明确指出："但满而不痛者，此为痞。"《伤寒论》中提出以泻心汤为主要方剂，寒热并用、辛开苦降为治疗大法的治疗方法，并一直为后世医家所用。半夏泻心汤出自《伤寒论》第149条："伤寒五六日，呕而发热者，柴胡汤证具，而以他药下之，柴胡证仍在者，复与柴胡汤。此虽已下之，不为逆，必蒸蒸而振，却发热汗出而解。若心下满而硬痛者，此为结胸也，大陷胸汤主之。但满而不痛者，此为痞，柴胡汤不中与也，宜半夏泻心汤。"《黄帝内经》也指出，胃痞发病原因是"脏寒生满病"。《诸病源候论》曰："痞者，塞也。言腑脏痞塞不宣通也。"胃痞常由饮食不节、情志失调、脾胃虚弱等导致。脾胃功能的失调，升降失司，胃气壅塞，从而产生"但满而不痛""按之濡"等症状，如心下痞塞，按之柔软，满闷不舒，压之不痛等症状。故本病为感受外邪、饮食内伤、情志不畅及素体虚弱等，病位在胃，与心肝脾关系密切。早期发病以实证为主，病久则变为虚证或虚实夹杂。故本病应从脾胃入手，调和脾胃，其病自除。方以半夏为君药，干姜为臣药。半夏性辛温，可以散结除痞；干姜性辛热以温中散寒。黄连为苦寒之品，泄热消痞。瓦楞子、海螵蛸抑酸止痛，焦三仙健胃消食；加乌药百合，有百合乌药汤之意，此方在《医学三字经》中名百合汤，由百合一两、乌药三钱组成，治"治心口痛诸药不效，亦属气痛"。据陈修园自述乃"余从海坛得来"。本方治疗各种胃痛效果颇佳，可以作为解痉止痛药应用，用药比例以百合与乌药10∶3最佳。故此方寒热互用以调和阴阳，辛开苦降调其升降，补泻兼施顾其虚实。故病人服用此方后症状好转，两月后随访未再复发。

（周澳收集整理）

痰饮水湿证

患者：施某某，女，49岁。

主诉：胃胀1周余。

现病史：患者自诉1周前因不明原因出现胃胀，偶有呕吐感，不思饮食，遂来我科就诊。刻下症见：情绪不佳，腹胀不痛，按之柔软，食欲欠佳，大便不成形，已闭经。舌质淡，苔白腻，脉濡缓。

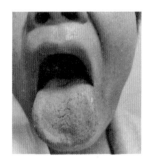

中医诊断：胃痞——痰饮水湿证。

西医诊断：胃胀。

初诊处方：厚朴半夏生姜甘草人参汤加味。

厚朴25g　　　生姜15g　　　炙甘草3g　　　人参6g

茯苓20g 白术15g 枳壳15g 陈皮15g

半夏15g

7剂，每日2次，自煎，200ml口服。

一周后二诊：患者自诉服药后胃胀明显缓解，情绪好转，睡眠一般，故加百合20g。

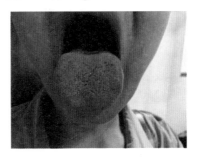

二诊处方：

厚朴25g 生姜15g 炙甘草3g 人参6g

茯苓20g 白术15g 枳壳15g 陈皮15g

半夏15g 百合20g

7剂，每日2次，自煎，200ml口服。

按语：厚朴半夏生姜甘草人参汤出自《伤寒论》第66条："发汗后，腹胀满者，厚朴生姜半夏甘草人参汤主之。"患者胃胀，情绪不佳，腹胀不痛，按之柔软，食欲欠佳，大便不成形，舌质淡，苔白腻，脉濡缓，故用厚朴半夏生姜甘草人参汤加味。方中合茯苓白术燥湿健脾，陈皮半夏健脾理气，厚朴之苦以泄腹满，生姜、半夏之辛以散滞气，党参生津液，甘草以缓其中者也。配伍茯苓白术行气利水，有外台茯苓饮之意。《金匮要略·痰饮咳嗽病脉证并治第十二》附方曰："治心胸中有停痰宿水，自吐出水后，心胸间虚，气满不能食。消痰气，令能食。茯苓、人参、白术各三两，枳实二两，橘皮二两半，生姜四两。上六味，水六升，煮取一升八合，分温三服，如人行八九里，进之。""脉得诸沉，当责有水。"考虑患者痰湿郁阻气机明显，故在厚朴半夏生姜甘草人参汤基础上，合用外台茯苓饮，以行气除满。两月后随访，患者胃胀未再复发。

（周澳收集整理）

二十三、便秘

少阳阳明合病夹瘀证

患者：南某某，女，42岁。

主诉：便秘1年余。

现病史：患者自诉1年前无明显诱因出现便秘，口干口苦，腹部检查按压上腹部有抵抗感。刻下症见：精神尚可，食欲一般，形体壮实（164cm/70kg），面部暗红有油光，眼圈暗黑。下肢皮肤干燥，小便正常，大便3d1次，燥如羊屎，月经周期35d左右，经量少，经色偏暗。舌质苍老偏暗红，舌下络脉迂曲，苔厚腻，脉沉滑。

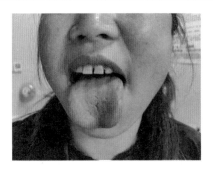

中医诊断：便秘——少阳阳明合病夹瘀证。

西医诊断：便秘。

初诊处方：大柴胡汤合桂枝茯苓丸加味。

柴胡25g	炒枳实15g	半夏15g	黄芩10g
大黄3g	桂枝15g	茯苓20g	干姜10g
桃仁12g	赤芍20g	牡丹皮15g	

7剂，每日2次，自煎，200ml口服。

一周后二诊：患者自诉便秘明显缓解，口干口苦减轻，遂改为小柴胡汤合桂枝茯苓丸加味。

二诊处方：

柴胡25g	党参15g	半夏15g	黄芩10g
生姜10g	桂枝15g	茯苓20g	桃仁12g
赤芍20g	牡丹皮15g	炙甘草10g	

7剂，每日2次，自煎，200ml口服。

嘱患者除服中药外，应改善生活习惯，如调整饮食结构、减少主食量、少吃三高（高热量、高糖、高脂肪）饮食、多吃新鲜蔬菜、减慢进食速度。另外坚持每天半小时运动，如快走或慢跑。坚持一段时间后，体质能有明显调整。

按语：《金匮要略·腹满寒疝宿食病脉证治第十·十二》曰："按之心下满痛者，此为实也，当下之，宜大柴胡汤。"患者口干口苦，多为少阳病，故用柴胡剂。便秘，此为实者，胃腑满实也，为阳明证，故此病为少阳阳明合病。大柴胡汤是古代治疗宿食病的专方，传统的和解清热攻里方，有止痛、除胀、通便、降逆、清热的功效，具有保肝利胆、降脂、降压、增强胃肠动力、免疫调节、抗炎、抗过敏、抗内毒素、抑菌等作用，适用于上腹部按之满痛为特征的疾病治疗和实热性体质的调理。且考虑久病必瘀，经量少色偏暗，下肢皮肤干燥，舌下络脉迂曲，都提示有瘀之象。故用桂枝茯苓丸活血化瘀，大黄、枳实，泄热通腑；柴胡、黄芩，泻其少阳相火，降胆胃之逆，治疗口苦。《金匮要略方义》曰："桂枝茯苓丸化瘀生新，调和气血。"桃仁、丹皮活血化瘀。二诊患者便秘明显减轻，大柴胡汤证去，转为小柴胡汤证；且因前期大黄泻下过强，恐伤气血，故用小柴胡汤善后以滋养中焦、生津液、补血气。两月后随访，患者便秘未再复发。

（周澳收集整理）

二十四、泄泻

胆热脾寒证

患者：蒋某，女，56岁。

主诉：腹泻伴腹痛1周余。

现病史：患者诉平素大便不成形，每日1~2次，近1周无明显诱因出现腹泻，每日4~5次，伴有腹痛肠鸣，肛门有坠胀感，偶有便血。情绪差，心烦，口干口苦，偶有头汗出，夜寐尚可，小便量少。舌淡暗略红，舌体瘦小，苔淡黄微腻，脉沉细弦。

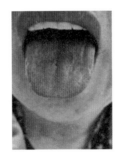

中医诊断：泄泻——胆热脾寒证。

西医诊断：腹泻。

初诊处方：柴胡桂枝干姜汤合痛泻要方加味。

柴胡25g	桂枝15g	干姜10g	黄芩15g
牡蛎20g	天花粉20g	炙甘草6g	陈皮15g
炒白术15g	炒白芍20g	防风10g	槟榔10g
仙鹤草30g			

7剂，每日2次，自煎，200ml口服。

二诊：患者自诉诸症状明显缓解，见口干、目干，伴乏力。遂在原方基础上调整。

二诊处方：

柴胡25g	桂枝15g	干姜10g	黄芩15g
牡蛎20g	天花粉20g	炙甘草6g	陈皮15g
炒白术15g	炒白芍20g	防风10g	槟榔10g
仙鹤草30g	党参10g	五味子10g	麦冬15g

7剂，每日2次，自煎，200ml口服。

二诊后患者症状好转，原方继服5剂以巩固疗效。

按语：《伤寒论》第147条："伤寒五六日，已发汗而复下之，胸胁满微结，小便不利，渴而不呕，但头汗出，往来寒热，心烦者，此为未解也，柴胡桂枝干姜汤主之。"柴胡桂枝干姜汤具有和少阳、调肝胆、利水饮的功效，主治少阳病，兼水饮内结证。症见伤寒五六日，往来寒热，胸胁满微结，心烦，渴而不呕，小便不利，但头汗出。刘渡舟先生运用柴胡桂枝干姜汤时提出，本方"治胆热脾寒，气化不利，津液不滋所致腹胀、大便溏泻、小便不利、口渴、心烦或胁痛控背、手指发麻、脉弦而缓、舌淡苔白等证"。刘老应用本方，以口苦便溏为主证。痛泻要方原名白术芍药散，出自《景岳全书》引刘草窗方，因张景岳称之为"治痛泻要方"，故有今名。全方由陈皮、白术、白芍、防风四味药组成，具有补脾柔肝止泻之功，主治脾虚肝旺之痛泻、肠鸣腹痛、大便泄泻、泻必腹痛、泻后痛缓者。中医认为泄泻是指排便次数增多，粪便稀薄，甚则如水样大便为主症的病证。常见病因有感受外邪，饮食所伤，情志失调，肝气郁滞，脾胃虚弱，肾阳虚衰等。患者平素情绪不佳，口干口苦，心烦，知其邪入少阳，胆火内郁，枢机不利，疏泄失常，三焦水道不利，决渎失职，则水饮内停。水饮停留，三焦决渎不利，水液不得下行见小便量少；水饮内结，气不化津，津不上承而口渴；水饮内结，三焦不畅，阳郁不能外越，而反蒸腾于上，见但头汗出；肝木乘脾土，脾虚运化水湿无力而作泄泻。综上本案属少阳太阴合病，胆热脾寒之证，治宜和解少阳、补脾柔肝，方选柴胡桂枝干姜汤合痛泻要方加味。一诊时患者肠鸣便血，加槟榔以理气、仙鹤草补虚止血。二诊时患者诸证缓解，见口干目干、乏力，则合生脉散以益气养阴生津。二诊后，患者症状明显改善，原方继服5剂以巩固疗效。

（梁洁收集整理）

二十五、淋证

肾阳虚证

患者：宋某，女，47岁。

主诉：小便不利1周余。

现病史：患者自诉1周前无明显诱因出现小便不利，有淋漓不尽感，量少，色白，伴腰痛，少腹冷痛，畏寒肢冷，口渴不欲多饮。伴会阴部瘙痒，夜寐差，大便偏稀。舌暗淡，苔水滑，脉沉细。

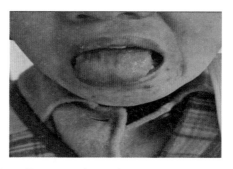

中医诊断：淋证——肾阳虚证。

西医诊断：尿道炎。

初诊处方：肾气丸合五苓散加味。

熟地黄30g	山药20g	山萸肉20g	茯苓20g
牡丹皮12g	泽泻20g	猪苓15g	桂枝15g
炒白术15g	淡附片10g	百合20g	蛇床子10g

7剂，每日2次，自煎，200ml口服。

二诊：患者自诉小便淋漓不尽感减轻，尿量明显增多，睡眠一般。遂加磁石。

二诊处方：

熟地黄30g	山药20g	山萸肉20g	茯苓20g
牡丹皮12g	泽泻20g	猪苓15g	桂枝15g
炒白术15g	淡附片10g	百合20g	蛇床子10g
磁石20g			

7剂，每日2次，自煎，200ml口服。

二诊后，患者诉诸症状好转，遂嘱患者服用中成药金匮肾气丸以巩固疗效。

按语：肾气丸源于《金匮要略·血痹虚劳病脉证并治第六·十五》："虚劳腰痛，少腹拘急，小便不利者，八味肾气丸主之。"此方由六味地黄丸加桂枝、附子组成，《医宗金鉴》曰："此肾气丸纳桂附于滋阴剂中十倍之一，意不在补火，而在微微生火，即生肾气也。"其目的在于"益火之源，以消阴翳"。正如张景岳云："善补阳者，必于阴中求阳，则阳得阴助而生化无穷。"其具有温补肾气之功效，主治肾气不足、腰酸脚软、肢体畏寒、少腹拘急、小便不利或频数及痰饮喘咳、水肿脚气、消渴、久泄等证。《伤寒论》第71条："太阳病，发汗后，大汗出，烦躁不得眠，欲得饮水者，少少与饮之，令胃气和则愈。若脉浮，小便不利，微热消渴者，五苓散主之。"五苓散具通阳化气、利水渗湿之功，主治小便不利、小腹胀满、水肿、腹泻、烦渴欲饮、水入即吐、痰饮、舌苔白、脉浮。中医认为淋证是指以肾虚，膀胱气化失司为主要病机，以小便频急、滴沥不尽、尿道涩痛、小腹拘急、痛引腰腹为主要临床表现的一类病证，常见病因为外感湿热、饮食不节、情志失调、禀赋不足或劳伤久病等。《金匮要略心典》曰："下焦之分，少阴主之。少阴虽为阴脏，而中有元阳，所以温经脏，行阴阳，司开合者也。"虚劳之人，损伤少阴肾气，是以腰痛，少腹拘急，小便不利。阳虚无以温煦，而见少腹冷痛，畏寒肢冷，肾阳虚气化不利，水饮留于膀胱，则渴不欲多饮。此为少阴病，治宜温肾助阳、化气行水，方选肾气丸合五苓散加味。患者会阴部瘙痒，加蛇床子以达到燥湿、清热、解毒；睡眠差，入百合以养心安神。二诊时患者诉症状均明显改善，仍有睡眠欠佳，合磁石以重镇安神。治疗后，患者诸症状均好转，遂嘱服金匮肾气丸以巩固疗效。

（梁洁收集整理）

二十六、精癃

水饮内结证

患者：梁某，男，66岁。

主诉：尿频尿急1月余。

现病史：患者自诉于1月前无明显诱因出现尿频尿急，未予重视，自行服药（具体不详），后未见明显缓解，遂来门诊就诊。刻下症见：神清，精神欠佳，尿频、尿急、尿痛，伴腹胀，打嗝，胃烧心，多汗，夜间口苦，口干，食纳欠佳，夜寐欠佳。舌边尖红，苔黄厚、根部苔腻，脉滑数稍细。

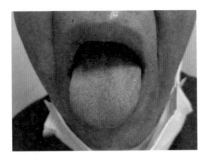

既往史：有慢性萎缩性胃炎、高血压、高尿酸血症病史。

中医诊断：精癃——水饮内结证。

西医诊断：前列腺炎。

初诊处方：柴胡桂枝干姜汤合四妙丸加味。

柴胡20g	桂枝15g	干姜10g	黄芩10g
天花粉20g	牡蛎30g	炙甘草6g	麸炒苍术10g
黄柏10g	麸炒薏苡仁30g	川牛膝15g	
泽泻15g	木香6g		冬葵果20g

7剂，每日2次，自煎，200ml口服。

一周后二诊：尿频、尿急、尿痛缓解，口干口苦减轻，小腹有疼痛不适感，食后易腹胀，大便稀溏不成型，小便淋沥、色黄。舌尖红，苔腻微黄，脉弦滑稍细。予柴胡桂枝干姜汤合当归芍药散加味，加猪苓15g以利小便。

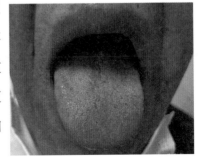

二诊处方：

柴胡20g	桂枝15g	干姜10g	黄芩10g
天花粉20g	牡蛎30g	炙甘草10g	当归15g
茯苓15g	麸炒白术15g	炒白芍30g	泽泻20g
川芎10g	冬葵果15g	木香6g	猪苓15g

7剂，每日2次，自煎，200ml口服。

三诊：上述症状明显好转，稍感乏力，小便色黄，大便成形，排便次数减少。嘱继续服用上方7剂。后患者诉诸证消除，无口苦。

按语：《伤寒论》第147条："伤寒五六日，已发汗而复下之，胸胁满微结，小便不利，渴而不呕，但头汗出，往来寒热，心烦者，此为未解也。柴胡桂枝干姜汤主之。"伤寒五六日，虽已发汗，病不解，常为太阳传入少阳之期，误用下法，使邪热内陷，表现为少阳胆热之证。当邪入少阳，气化不利，则胸胁满；少阳枢机不利，三焦水道疏泄失常，决渎失职，水饮停留于胃肠，则腹胀、打嗝；三焦水液不得下行，且脾阳不足，津液转输不及，故小便不利；水饮内结，气不化津，津不上承则口渴，热伤津液，故渴而不呕；水饮内结，三焦不畅，阳郁不能外越，热气蒸腾于上，故但头汗出而身无汗；往来寒热、心烦，为柴胡证未解也。火之味苦，然他经之火甚少口苦，故胆火内郁，则发为口苦。原文中阳微结，即指津液伤而大便硬，与本案患者腹胀满而又下利益甚的临床症状不同，因《伤寒论》太阴病提纲为"腹满而吐，食不下，自利益甚，时腹自痛"突出了下利为重，故本案考虑有太阴虚寒之象。总之，此案为少阳胆热兼水饮内结之证，法当和解少阳、温化水饮，方用柴胡桂枝干姜汤。因患者有湿热蕴结下焦之尿频尿痛等症，故加以四妙丸以清热利湿。二诊时患者下焦湿热明显好转，然腹痛尤甚，食后易腹胀，大便稀溏，此为太阴脾虚，气血乏源，且运化失司，寒饮内停之故，考虑血虚水甚之证。太阴病是三阴病的初始阶段，病入太阴，疾病由阳转阴，机体正气不足以抗邪，脾阳虚弱，寒湿内滞，升降失和，故出现腹满而吐，自利益甚，时腹自痛等症状。此为里虚寒证，治疗以温中散寒、健脾燥湿为主。《金匮要略·妇人妊娠病脉证并治第二十·五》："妇人怀妊，腹中疠痛，当归芍药散主之。"《金匮要略·妇人杂病脉证并治第二十二·十七》："妇人腹中诸疾痛，当归芍药散主之。"当归芍药散本为妇人肝脾失调、血滞湿阻之证的常用方，在此处运用体现了养血调肝、健脾利水的功效。三诊后患者诸证消除，但平素情绪易激动，嘱继续服用逍遥丸两周，以调和肝脾。

（任若冰收集整理）

主要参考文献

[1]郝万山.郝万山伤寒论讲稿[M].北京：人民卫生出版社，2008.

[2]徐成贺.金匮要略[M].郑州：河南科学技术出版社，2019.

[3]医宗金鉴[M].石学文等点校.沈阳：辽宁科学技术出版社，1997.

[4]曹颖甫.金匮发微[M].北京：学苑出版社，2008.

[5]程国彭.医学心悟[M].北京：中国中医药出版社，2019.

[6]孙桐.难经[M].北京：中国医药科技出版社，1998.

[7]张介宾.景岳全书[M].北京：中国中医药出版社，1994.

[8]张志聪(隐庵).黄帝内经素问集注[M].王宏利，吕凌校注；吴少祯主编.北京：中国医药科技出版社，2014.

[9]吴瑭.温病条辨[M].宋咏梅，臧守虎，张永臣点校.北京：中国中医药出版社，2006.

[10]陆渊雷.伤寒论今释[M].北京：人民卫生出版社，1955.

[11]成无己.注解伤寒论[M].北京：中国医药科技出版社，2018.

[12]孙思邈.备急千金要方[M].北京：人民卫生出版社，1955.

[13]陈修园.时方歌括[M].福州：福建科学技术出版社，2007.

[14]巢元方.诸病源候论[M].北京：人民卫生出版社，1955.

[15]林珮琴.类证治裁[M].上海：第二军医大学出版社，2008.

[16]陈言.三因极一病证方论[M].北京：人民卫生出版社，2007.

[17]陈念祖著；陈宗国书.医学三字经[M].北京：中国中医药出版社，1996.

[18]段富津，李飞，康广盛.金匮要略方义[M].哈尔滨：黑龙江科学技术出版社，1984.

[19]尤在泾.金匮要略心典[M].上海中医学院中医基础理论教研组校注.上海：上海人民出版社，1975.

[20]倪朱谟.本草汇言[M].戴慎，陈仁寿，虞舜点校.上海：上海科学技术出版社，2005.

[21]杨士瀛.仁斋直指方[M].孙玉信，朱平生主编校.上海：第二军医大学出版社，2006.

[22]黄帝内经[M].李郁，任兴之编译；支旭仲主编.西安：三秦出版社，2018.

[23]太平惠民和剂局方[M].北京：中国中医药出版社，2020.

[24]叶天士.临证指南医案[M].华岫云编订.北京：华夏出版社，1995.

[25]徐灵胎.伤寒论类方[M].李铁君校注.南京：江苏科学技术出版社，1984.

[26]李时珍.本草纲目[M].朱斐译注.南昌：二十一世纪出版
　　社，2017.

[27]神农本草经[M].戴铭，黄梓健，余知影等点校.南宁：广
　　西科学技术出版社，2016.

[28]汪讱庵.医方集解[M].上海：上海科学技术出版社，1959.